积水潭创伤骨科护理

主　　编：高小雁　彭贵凌

副 主 编：张春玲　姜　耀　杨京春　孙胜男

名誉顾问：王满宜　吴新宝　公茂琪　黄　雷

编　　者（按姓名汉语拼音排序）

陈璐萍　迟春梅　李　昂　李　娜

刘玉芳　莫凌云　孙　盈　杨志农

秘　　书：曹　晶

U0256794

北京大学医学出版社

JISHUITAN CHUANGSHANG GUKE HULI

图书在版编目（CIP）数据

积水潭创伤骨科护理/高小雁等主编. —北京：
北京大学医学出版社，2014.4（2020.11重印）
积水潭骨科护理系列教程
ISBN 978-7-5659-0821-7

Ⅰ. ①积…　Ⅱ.①高…　Ⅲ.①骨损伤-护理-教材
Ⅳ. ①R473.6

中国版本图书馆CIP数据核字（2014）第056813号

积水潭创伤骨科护理

主　　编：高小雁　彭贵凌
出版发行：北京大学医学出版社
地　　址：（100083）北京市海淀区学院路38号　北京大学医学部院内
电　　话：发行部 010-82802230；图书邮购 010-82802495
网　　址：http://www.pumpress.com.cn
E - m a i l：booksale@bjmu.edu.cn
印　　刷：北京金康利印刷有限公司
经　　销：新华书店
责任编辑：李　娜　　责任校对：金彤文　　责任印制：罗德刚
开　　本：889 mm×1194 mm　1/32　印张：5.25　字数：154千字
版　　次：2014年4月第1版　2020年11月第3次印刷
书　　号：ISBN 978-7-5659-0821-7
定　　价：40.00元
版权所有，违者必究
（凡属质量问题请与本社发行部联系退换）

本书由
北京大学医学科学出版基金
资助出版

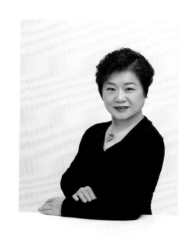

高小雁，中共党员，主任护师，北京市三八红旗手，原北京积水潭医院护理部主任。

学术兼职：国家级医院评审员，北京市卫生系列高级职称评审专家，第26届、第27届中华护理学会骨科护理专业委员会主任委员、顾问，中国非公立医疗机构协会骨科分会常务副主任委员，中华医学会骨科学分会护理学组顾问，西安护理学会骨科护理专业委员会名誉主任委员，北京医学会骨科学分会护理学组顾问，白求恩精神研究会医学科技创新分会理事，北京护理学会理事、管理委员会委员。担任《中华护理杂志》《中华现代护理杂志》《中国护理管理》《中国实用护理杂志》《中华损伤与修复杂志（电子版）》等杂志编委。

在核心期刊上发表论文80余篇，SCI收录2篇，主编并出版骨科护理专业书籍13部。参编了中华医学会主编的中国第一部《中国血栓性疾病防治指南》《医院内静脉血栓栓塞症预防与管理建议》和《亚洲院内静脉血栓栓塞症预防指南》。拥有实用新型发明专利3项。

2016年创办了优玛-积水潭伤口学校，参与培养了该校第一批伤口管理师。在国内多个省市包括香港、澳门等地举办的继续教育课程、骨科论坛、管理论坛上多次做主题演讲。

曾获得北京市卫生局科技成果一等奖。获得北京市卫生局、北京市总工会共同颁发的北京市双语活动一等奖等奖项。获得"2015年度首届全国优秀护理部主任"荣誉称号。多次获得北京积水潭医院"院级优秀党员""院级优秀管理干部"等荣誉称号。曾任首都医疗骨科医院副院长、中康美复医疗健康咨询有限公司副总裁。

序

　　《积水潭创伤骨科护理》一书终于与读者见面了。护理工作在创伤骨科患者的治疗过程中是极为重要的环节，这个过程包括术前、术后的密切观察和止痛、康复等一系列专业护理技术手段。任何环节出问题都会对患者的康复带来不利的影响，甚至危及生命！所以，护士的工作是神圣的，也是光荣的。

　　北京积水潭医院创伤骨科成立已经有几十年的历史了，任何技术和经验都是来自于时间的沉淀。经过多年的实践，结合现代的理论，北京积水潭医院创伤骨科形成了自己独特的护理风格和护理理论基础。从失败中找教训，从成功中找不足，精益求精，最后把有特色的经验升华，编纂了这部《积水潭创伤骨科护理》。

　　创伤骨科近20年来有了飞速的发展，尤其在手术技术方面更是种类繁多。以往的护理经验已经不能够满足目前临床的需要，因此需要在护理理论和原则方面作必要的补充。此书涵盖了创伤骨科护理各个方面的新技术，对一些新知识和新理念进行了补充，譬如疼痛的管理在以往的护理教科书中很少系统描述。

　　我非常钦佩北京积水潭医院创伤骨科的护士们！他们不仅要从事繁重的临床护理工作，又要承担家庭生活的重担。在这种情形下还能够为了我们的护理事业孜孜不倦地编写专著、传播知识。我衷心希望此书能获得全国创伤骨科护理人员的认可，从而有利于我们的患者。

王满宜

北京积水潭医院创伤骨科主任

中华医学会骨科学分会创伤学组组长

前　言

随着经济的快速腾飞，社会的不断进步，科学技术水平的日新月异，医学的蓬勃发展，骨科专业也随之发生了翻天覆地的变化。新的科学技术、新的诊断方法、新的治疗手段不断涌现，诊治的疾病谱也向着复杂化、专科化转变。现代骨科理念包涵了创伤骨科、脊柱外科、关节外科、手外科、运动医学科、小儿骨科、骨肿瘤科等多个专业。骨科护理专业也发生了巨大的变化。

传统的骨科护理书籍已经不能满足现代骨科护理人员的需要，他们亟需一系列涵盖了骨科各个专业的大量医疗护理信息，以及最新骨科护理理念的高水平骨科护理书籍。在这样的背景下，北京积水潭医院护理部组织全院骨科护理骨干查阅了大量国内外相关文献，结合我院丰富的临床护理经验，精心编写了"积水潭骨科护理系列教程"。

本系列教程涵盖了脊柱外科、手外科、创伤骨科、关节外科、运动损伤科、小儿骨科等骨科专业的常见疾病诊疗知识及护理要点，并涉及了骨科患者疼痛、血栓预防、压疮管理及创伤后患者常见合并症等护理热点问题，具有较高的学术水平，是骨科护理人员和期望在骨科护理学领域深入学习的在校护理专业学生的良师益友，并对骨科患者的健康教育有指导意义。

本系列教程经过多次推敲、反复论证与修改，直至定稿。不足之处，诚望各位专家和骨科护理同仁批评指正。

高小雁

目　录

第一篇

创伤骨科护理总论

创伤骨科患者的一般护理

第一章

【关键词】 姿势；功能位；功能锻炼；护理评估
【Key Words】 posture；functional position；functional exercise；nursing assessment

第一节 绪 论

一、创伤骨科患者的"动"与"静"

创伤骨科患者治疗的目的，总的来说是使患者尽早地、最大限度地恢复功能。医疗、护理及辅助科室的一切工作都是围绕这一目的的。在此过程中，应注意"动"与"静"的结合。"动"是指导患者合理地进行功能锻炼，促进关节功能最大限度地恢复。"静"是针对不同患者病情特点的差异，保持正确的姿势和合理的体位，从而保证患者的舒适性。

（一）"静"——针对患者的病情特点，保持正确的姿势和各关节的功能位

1. 保持人体的正确姿势 姿势是人体各部位的相对位置的关系，也就是一个人在站、坐、睡卧时身体各部分的位置和各部分之间的关系。

（1）正确的站立姿势：胸部挺起，使胸骨成为全身最靠前的部分，头抬起，下颌收进而不可上翘；下腹部向内收缩而平坦；脊柱保持其正常的生理曲线（颈椎前凸、胸椎后凸、腰椎前凸、骶椎后凸），而不应有过度地加大和减小凸度的情况。

（2）正确的坐的姿势：上身挺直，其姿势与站立时的要求相同；髋部尽量向后靠着椅背，体重落在坐骨和股骨上；两脚平放在地面上，足尖向前。

（3）正确的睡卧姿势：在仰卧时，头不可垫得过高，而且要把肩部一同垫起来，以免发生头向前探、胸部凹陷、下巴向前翘的不良姿势。俯卧时，可用一薄枕垫在腹部下（从肋缘到骨盆），以使脊柱周围的肌肉放松。

2．保持各关节的功能位　功能位是使身体发挥最大功能的位置。创伤骨科护士应了解各关节的功能位。

（1）肩关节：外展45°，前屈30°，外旋15°

（2）肘关节：屈曲90°左右

（3）腕关节：背屈20°～30°

（4）髋关节：前屈15°～20°，外展10°～20°，外旋5°～10°

（5）膝关节：屈曲5°左右，伸直0°

（6）踝关节：根据情况，可跖屈5°～10°

（二）"动"——指导患者合理地进行功能锻炼

创伤骨科患者的功能锻炼能够有效防止肌腱、肌肉粘连和关节僵硬。护士应就功能锻炼的开始时间和方式与医生做好沟通。在功能锻炼时，遵循循序渐进、活动范围由小到大、次数由少到多的原则。功能锻炼包括了主动和被动功能锻炼，均依照医嘱进行。护士在明确人体各部位及关节的活动范围的基础上指导患者进行功能锻炼。

1．人体各部位、关节的正常活动范围

颈部：先置于中立位，颈部活动度为：前屈35°～45°，后伸35°～45°，左右侧屈各45°，左右旋转各60°～80°。

腰部：采取直立，腰伸直自然体位，其活动度为：前屈90°，后伸30°，左右侧屈各30°，左右旋转各30°。

肩关节：先置于中立位，其活动度为：前屈90°，后伸45°，外展90°，内收40°，内旋80°，外旋30°，上举90°。

肘关节：先置于中立位，其活动度为：屈曲140°，过伸0～10°，旋前80°～90°，旋后80°～90°。

腕关节与手：腕关节先置于中立位，其活动度为：背伸35°～60°，掌屈50°～60°，桡偏25°～30°，尺偏30°～40°。

掌指关节先置于中立位，其活动度为：掌指关节屈曲60°～90°，伸直0°，近节指间关节屈曲90°，伸直0°；远节指间关节屈曲60°～90°，伸直0°。

掌拇关节先置于中立位，其活动度为：掌侧外展 70°；对掌，注意拇指横越手掌之程度；屈曲，掌拇关节 20°～50°，指间关节 90°；内收，伸直位与示指桡侧并拢。

髋关节：先置于中立位，其关节活动度为：屈曲 145°，后伸 40°，外展 30°～45°，内收 20°～30°，内旋 40°～50°，外旋 40°～50°。

膝关节：先置于中立位，其活动度为：屈曲 145°，伸直 0°，当膝关节屈曲时内旋约 10°，外旋 20°。

踝、足部：踝关节先置于中立位，其活动度为：背伸 20°～30°，跖屈 40°～50°；跟距关节内翻 30°，外翻 30°～35°；跖趾关节背伸约 45°，跖屈 30°～40°。

2．功能锻炼

（1）上肢的功能锻炼

①肩关节的功能锻炼：肩关节的活动包括基本活动如内外旋、外展、内收、前屈、上举、后伸等，以及肩关节的综合活动如环转活动、钟摆样运动、两臂做划船动作等。

②肘关节的功能锻炼：肘关节的活动包括屈曲、背伸、前臂的旋前和旋后等。

③腕关节的功能锻炼：腕关节的活动包括背伸、掌屈、尺侧偏、桡侧偏等。

④手部的功能锻炼：手部的活动包括手指的屈曲、伸直、外展、内收以及拇指的屈曲、伸直、内收、外展、对掌等。

⑤肱二头肌和肱三头肌的等长收缩练习。

（2）下肢的功能锻炼

①髋关节的功能锻炼：髋关节的活动包括屈曲、伸直、内收、外展、内旋、外旋。

②膝关节的功能锻炼：膝关节的活动包括屈曲、伸直、内旋和外旋。

③踝关节的功能锻炼：踝关节的活动包括背伸和跖屈。

④足部的功能锻炼：足部的活动包括足内翻、足外翻，足趾的屈曲、伸直、外展和内收。

⑤股四头肌的等长收缩练习。

以上介绍了上肢、下肢各关节和部位功能锻炼的基本方法，具体方法参见具体章节。

二、创伤骨科患者的护理评估

对于新鲜骨折、行牵引治疗、佩戴石膏和支具以及手术后的患者，首先进行评估，并向其解释该观察的意义及该如何配合。

（一）血运

观察要点包括：

1．肤色　　动脉供血不足时，肤色苍白，指（趾）腹空虚感。静脉回流不良时，肤色呈青紫色。

2．皮温　　伤肢远端同健侧对称点作比较，对比时，双侧肢体要在同一室温下，亦可用皮温计进行测量和比较，皮温低于健侧说明血液循环差。

3．动脉搏动　　上肢可触诊桡动脉和尺动脉，下肢可触诊足背动脉及胫后动脉。常用的为桡动脉和足背动脉，如动脉搏动消失，则有肢端缺血现象或动脉损伤的可能。

（1）桡动脉：先经肱桡肌与旋前圆肌之间，继而在肱桡肌腱与桡侧腕屈肌腱之间下行，绕桡骨茎突至手背，穿第1掌骨间隙到手掌，与尺动脉掌深支吻合构成掌深弓。桡动脉下段仅被皮肤和筋膜遮盖，是临床触摸脉搏的部位。将检查者一手的示指、中指和环指，放到患者一手大拇指根部的掌面桡侧，可以摸到动脉搏动即桡动脉。

（2）足背动脉：在踝关节前方行于拇长肌腱和趾长肌腱之间，位置表浅，其搏动易于触摸。主干继续沿着拇指伸肌内侧缘和深面前行，沿途有跗外侧动脉、足背动脉，行向足背外侧；跗内侧动脉，行于足背内侧及足底；弓状动脉向足背外侧弓弯行，与跗外侧动脉吻合，并发3支跖背动脉；足底深支，穿第一跖骨间隙至足底与足底动脉吻合；第一跖背动脉，为足背动脉主干的终末，分布于趾和第2趾背面内侧。将检查者一手的示指、中指和环指，放到患者踝关节前方拇长肌腱和趾长肌腱之间，可以摸到动脉搏动即足背动脉。

4．毛细血管充盈情况　　用手指压迫伤肢的指（趾）甲，甲下颜色变为苍白，移去压迫，1～2s内即恢复原来红润现象为正常。若有动脉供血欠佳，充盈时间延长。如发现患者的患肢青紫、发绀、肿胀、疼痛、麻木、动脉搏动减弱或消失；患肢皮肤感觉与健侧感觉不同等异常，应及时通知医生。

（二）感觉

是否出现麻木、感觉异常等。包扎过紧、患者缺血造成的感觉异常多感觉呈套状，神经因素引起的感觉异常与神经分布、走向有关。

（三）活动

是否出现活动障碍等，如出现异常情况及时向医生汇报。创伤骨科护士应了解全身各关节的活动名称和范围（手部和足部的活动见图 1-1 和图 1-2）。

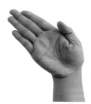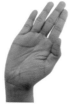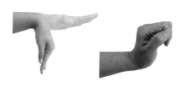

左：尺侧偏　右：桡侧偏　　　　　左：掌屈　右：背屈

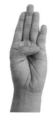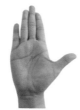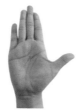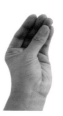

左：屈曲　右：伸直　　　　左：内收和外展　右：对掌

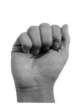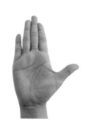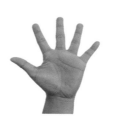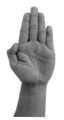

左：屈曲　右：伸直　　　　左：外展　右：内收

图 1-1　手部的活动（从上到下依次为：腕部、拇指和手指的活动）

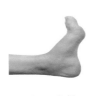 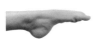 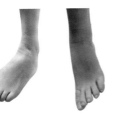

左：背伸　　右：跖屈　　　　左：足内翻　　右：足外翻

 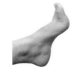 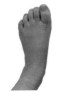 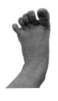

左：足趾屈曲　　右：足趾伸直　　　左：足趾内收　　右：足趾外展

图 1-2　足部的活动

1．活动名称

（1）屈曲：弯曲关节。

（2）伸直：伸直关节。

（3）外展：向身体中线外方挪移。

（4）内收：向身体中线方向挪移。

（5）过伸：伸直关节超过正常范围。

（6）旋转：绕轴心转动。

（7）外旋：向中心的外方旋转。

（8）内旋：向中心的内方旋转。

（9）背伸：足向胫骨前方弯曲，或腕向前方弯曲。

（10）跖曲：足向掌侧弯曲，或腕向前方弯曲。

（11）内翻：足向内侧（身体中线）方向翻转。

（12）外翻：足向外侧（向小趾）方向翻转。

（13）旋前：手掌及前臂向下翻转。

（14）旋后：手掌及前臂向上翻转。

（15）对掌：拇指内旋、内收、并屈曲，使拇指尖与其他四指相对。

2．活动范围　见功能锻炼部分。

护士在了解各关节的活动范围基础上，结合患者自身的受伤情况、患者的一般情况，在术后时还应注意与术前和健侧的比对，合理评估患者的活动是否存在障碍。

三、患肢肿胀的观察与护理

（一）定义

肿胀是由骨折或软组织损伤后伤肢局部发生的反应性水肿，是由骨折局部内出血、感染、血液循环障碍引起的。

（二）评估

患肢肿胀程度按顾玉东的四肢肿胀程度分级标准评定：1度：患肢皮肤较正常皮肤紧张，但皮纹存在；2度：患肢皮肤较正常皮肤紧张，且皮纹消失，皮温稍高，但无张力性水疱出现；3度：患肢皮肤紧张发亮，皮纹消失，皮温明显增高，且出现张力性水疱。

（三）护理

1．冷敷　创伤或术后早期对局部肢体进行冷敷，能够促进血管收缩，降低毛细血管的通透性，减少渗出。

2．抬高患肢　根据患者的肿胀程度适当抬高患肢。从而促进静脉血和淋巴液的回流。

3．查明引起肿胀的原因，及时进行相应的处理　注意检查患肢有无外固定，如石膏、支具等，有无因外固定过紧引起的肿胀，及时调整外固定的松紧度。肿胀程度严重时，应警惕骨筋膜室综合征的发生，仔细倾听患者主诉并及时报告医生，配合医生进行相应的处理。

4．指导患者进行功能锻炼　功能锻炼能够通过关节的活动和肌肉的收缩，促进静脉血和淋巴液的有效回流，从而有效减轻肿胀。

四、伤口敷料的观察与护理

（一）伤口敷料的作用

伤口敷料包扎起到保护伤口，减少感染的作用。同时包扎时施加压力，加压包扎可起到压迫止血作用。

（二）评估与护理

首先评估患者，并向患者解释该观察的意义及患者该如何配合，注意患肢伤口敷料包扎的情况：伤口敷料包扎是否完整覆盖，伤口敷料是否有渗血、渗液，如出现异常情况及时向医生汇报并配合处理。

五、引流管的观察与护理

术后伤口放置引流管的目的是排出局部或体腔内的积液、积脓、积血等，起到预防和治疗感染的作用；保证缝合部位愈合良好，减少并发症发生。妥善固定引流管是确保引流通畅及避免受压、扭曲、脱落的有效措施。

1. 评估患者、做好解释说明工作　应向患者及家属说明放置引流管的目的、重要性，强化医疗安全意识，防止高龄患者及麻醉未清醒患者将引流管拔除。若发现引流管脱落及时与医生联系，给予处理。

2. 保持引流通畅　检查患者引流管的数量及位置，保持引流管通畅，防止引流管受压、扭曲、堵塞。

3. 妥善固定引流管　妥善固定引流管，防止其脱落。应予安全别针妥善固定于床边，同时预留一定的长度以便于患者的活动。固定的高度均要低于引流口。

4. 引流液的观察与记录　观察引流液的量、颜色、性质，认真记录并做好交班。若引流量过多，颜色鲜红，可能有出血征象；若引流量过少，可能是管道堵塞或有受压、扭曲、漏气发生，应仔细观察并采取相应措施。

第二节　应用石膏患者的护理

【关键词】　固定；保护；矫正；骨筋膜室综合征；压力性溃疡；神经损伤；关节僵直；肌肉萎缩

【Key Words】　fixation；protection；correction；osteofascial compartment syndrome；pressure ulcer；nerve injury；anchylosis；muscular atrophy

一、使用目的

1. 维持固定，保持患肢的特殊体位。
2. 保护患部，减轻或消除患部的负重。
3. 矫正肢体畸形。

二、常见并发症及处理

1. 骨筋膜室综合征　石膏固定后内容量固定，没有弛张余地。因此，如果包扎过紧或肢体出现进行性肿胀时，可造成肢体骨筋膜室综合征。因而，石膏固定应松紧适宜，固定后需严密观察肢端血液循环，如发现异常须及时处理。

2. 压迫性溃疡　多因石膏包扎压力不均匀，使石膏凹凸不平或关节塑形不好所致，也可因石膏尚未凝固定型时就将石膏放在硬物上，造成石膏变形，以上原因使石膏内壁对肢体某固定部位造成压迫而形成压迫性溃疡。患者表现为局部持续性疼痛，溃疡形成或组织坏死后，石膏局部有异味或分泌物，应及时开窗检查并进行处理。

3. 压迫性神经损伤　石膏包扎过紧，很有可能压迫周围神经组织，导致压迫性神经损伤。如下肢石膏压迫腓骨头处，容易引起腓总神经损伤；前臂石膏压迫桡神经，容易引起桡神经损伤。因此，石膏固定后如果患者主诉肢体麻木、疼痛、手指或足趾活动障碍时，可能是压迫性神经损伤的早期症状。

4. 化脓性皮炎　因固定部位皮肤不洁，有擦伤或软组织挫伤，或因局部压迫而出现水疱，破溃后可形成化脓性皮炎。因此，固定前应将石膏固定的肢体清洗干净，对骨骼突出部位应加衬垫，如有伤口应先更换敷料，并在伤口部位进行开窗换药处理，以免影响治疗。

5. 关节僵直　受伤肢体经过长时间固定而不注意功能锻炼时就会使静脉和淋巴液回流不畅。患肢组织中有浆液纤维渗出物和纤维蛋白沉积，可使关节内外组织发生纤维粘连，同时由于关节囊及周围肌肉的挛缩，关节活动可有不同程度的障碍。因此，一般石膏固定时间不要超过3个月，拆除石膏后，应尽快活动关节。

6. 肌肉萎缩　肢体长期不活动，肌肉代谢活动减退，导致肌无力和肌肉萎缩。因此，应早期鼓励患者做肌肉等长收缩，并进行自我肌肉按摩。病情许可时，可进行患部邻近关节的功能活动，逐步加强活动强度，增大活动范围。

7. 骨质疏松及泌尿系统结石　大型石膏固定后，固定时间长而固定范围广泛，骨骼发生失用性骨质脱钙。大量钙盐从骨骼中逸出而进入血液并从肾中排出，不仅容易造成骨质疏松，还易造成泌尿系统结石。因此，要坚持每日做各关节活动锻炼，以减少骨质脱钙；并且让患者平日多饮水，增加泌尿系统的冲洗作用。

三、石膏的护理

如表 1-1 所示。

表 1-1　石膏的护理

阶段	特点	护理要点
塑形期	一般在制作完成后的 1～2 天内，都处于逐渐干燥、凝固的成型过程	1. 不要将石膏固定的患肢置于松软的表面上，或者使用垫枕垫于其下。 2. 不要直接将其搁在地面、桌面或者椅子上，下肢石膏不要站立行走，搬动患者时用手掌平托而不能用手指，以免影响塑形而影响治疗效果。 3. 注意保护石膏，防止碰撞和潮湿。
固定早期	石膏基本坚固，但骨折或受伤部位肢体还处于肿胀期	1. 抬高患肢，可以在石膏下垫垫枕来抬高患肢，注意垫枕范围应与肢体长度大致相同，不要只垫一个点。上肢石膏可以使用吊带固定，也可垫枕抬高。对于肿胀较严重的损伤，尽量抬高患肢超过心脏水平，维持到肿胀好转。 2. 适当地活动肢体末端，比如手指、足趾，可以促进血液回流，有助于缓解肿胀。 3. 注意保护足跟等骨隆突部位，防止受压。 4. 如果感到石膏过紧，或者局部固定持续疼痛不适，建议及时就医，进行调整。 5. 早期冰敷有利于控制出血，缓解肿胀。可以选择在受伤处或者石膏周围间隙使用冰袋冰敷，但是要确保石膏和伤口的干燥，不要弄湿。 6. 注意观察患者肢端皮肤颜色、温度、肿胀及感觉、运动情况。遇有血液循环障碍，出现肢端皮肤苍白、青紫发绀、发冷、肿胀、麻木、感觉不正常以及主诉疼痛，立即报告医生，并协助处理。如石膏内局限性疼痛，要特别重视，及时调整位置，解除压迫。 7. 定时评估石膏肢体以外的皮肤，特别是石膏边缘的皮肤，注意有无摩擦、肿胀或者变色的现象。 8. 床单保持清洁、平整、干燥、无碎屑。

阶段	特点	护理要点
固定期	在这个阶段，患肢的肿胀和疼痛基本得到缓解。石膏下的皮肤伴随肿胀消退容易与石膏之间产生间隙。如果原先肿胀较严重的可能产生的间隙较大，容易造成石膏松动，甚至内层衬垫破损，直接引起皮肤接触石膏而损伤皮肤	1．定时评估石膏肢体以外的皮肤，特别是石膏边缘的皮肤，注意有无摩擦、肿胀或者变色的现象。 2．石膏肢体内的皮肤常会发痒，不可用棍子、铁丝或尖锐物品伸入搔抓，以免皮肤破溃而感染。 3．保持皮肤的清洁及干燥，以防止压疮的发生。 4．适当活动石膏两端没有固定的关节和肌肉，防止关节僵硬和肌肉萎缩。比如手臂石膏固定后，手指仍然可以活动，每天可以适当活动手指甚至握拳练习。但早期不鼓励过多的活动，一旦突发疼痛、肿胀不适，需要及时就医。 5．观察有无感染征象，如发热、石膏内发出腐臭气味、肢体邻近淋巴结有压痛等。 6．保持床单元清洁、平整、干燥、无碎屑。
拆除后期	此期还处于恢复阶段，需要适当的保护，减少活动	1．石膏拆除后，会有肌肉较无力、关节僵硬、疼痛的现象，故需支托患处，勿太用力，加强练习各关节运动，恢复关节功能，以防止僵直及肌肉萎缩。 2．使用拐杖或助行器下床活动，注意安全，防止跌倒，除非医生许可，不可用打石膏的脚走路。

第三节　骨牵引患者的护理

【关键词】　骨牵引；重量；有效性
【Key Words】　skeletal traction；weight；effectiveness

一、骨牵引使用的目的

1．多用于成年人及需要较长时间或较大重量牵引的骨折复位。

2．成人长骨不稳定骨折，因肌肉强大容易移位的骨折。

3．骨折部位的皮肤损伤、烧伤、擦伤，部分软组织缺损或有伤口者。

4．感染开放性骨折不能手法复位或皮下牵引者。

5．合并胸、腹或骨盆部损伤，需密切观察而肢体不宜做其他固定者，肢体合并循环障碍暂不宜做其他固定者。

6．某些手术的术前准备。

二、骨牵引的适应证

1．成人肌力较强部位的骨折。

2．不稳定性骨折、开放性骨折。

3．骨盆骨折、髋臼骨折及髋关节中心脱位。

4．学龄儿童股骨不稳定性骨折。

5．皮肤牵引无法实施的短小管状骨骨折，如掌骨、指（趾）骨骨折。

6．术前准备，如人工股骨头置换术。

7．关节挛缩畸形者。

8．其他需要牵引治疗又不适于皮肤牵引者。

三、骨牵引的禁忌证

1．牵引处有炎症或开放创伤污染严重者。

2．牵引局部骨骼有病变及严重骨质疏松者。

3．牵引部位需要切开复位者。

四、骨牵引患者的日常护理方法

1．保持持续有效的牵引，要使头、颈、躯干与牵引绳在一条直线上。

2．骨牵引针的两端应套上胶盖小瓶，保持牵引针眼处清洁、干燥。

3．保持肢体功能位，注意保暖，每日进行肢体功能锻炼，防止肌肉萎缩、关节僵硬及足下垂。

4．观察肢端的血液循环，如肢端皮肤颜色、温度，动脉搏动情况，发现异常及时处理。

5．注意牵引绳、滑轮、牵引锤是否起到有效的牵引作用，牵引绳不可随意放松或受压，保持牵引绳在滑车内，牵引重量根据病情加减，保持牵引锤悬空，不可着地或靠于床架上。告诉患者及其家属不能擅自改变体位，不能自己增减重量，否则造成牵引失效而影响治疗。

6．预防足下垂，下肢牵引时，应在膝外侧垫棉垫，防止压迫腓总神经。行胫骨结节牵引时，要准确定位，以免误伤腓总神经。如患者出现足背伸无力，则为腓总神经损伤的表现，应及时检查并去除致病原因。平时应用足底托板或砂袋将足底垫起，以保持踝关节于功能位。如病情许可，每天应主动伸屈踝关节，如因神经损伤或截瘫而引起踝关节不能自主活动，则应做被动足背伸活动，以防止关节僵硬和跟腱挛缩。

7．预防压疮的发生，保持床单位清洁干燥、无渣屑，保持皮肤清洁，定时翻身。同时注意增加营养，增强机体抵抗力。

8．预防肺部感染，保持病室环境清洁，定时开窗通风，避免患者受凉，指导患者深呼吸，协助患者有效排痰。

9．预防泌尿系统感染，鼓励患者多饮水。

10．指导患者多食高蛋白、高纤维素的食物，如水果、蔬菜，增加植物纤维，防止便秘。

第四节　应用支具患者的护理

【关键词】　支具；矫正；固定；舒适度；养护
【Key Words】　orthosis；correction；fixation；comfort；maintenance

一、支具的作用

1．稳定与支撑。
2．固定功能。
3．保护功能。
4．助动（行）功能。

二、支具使用的适应证

1．骨折、骨骼损伤的定位、矫正、固定。
2．肢体内固定术后的外固定。

3．韧带受损患者的外固定。

三、支具使用的禁忌证

1．对支具材料过敏者。
2．不稳定骨折患者慎用。

四、支具舒适度的确定

以患者不感到压迫感，边缘不出现压红、疼痛等症状为宜。

五、支具的养护

佩戴支具期间，保持支具清洁，必要时用软刷蘸洗洁精清洗干净，毛巾擦干，置阴凉处晾干。

六、支具护理注意事项

1．不可将支具接近高于50℃的地方，比如热水、暖气片等，避免利器划伤支具表面。

2．患者必需严格遵医嘱佩戴支具，不得随意摘除、修改支具。

3．支具穿戴过程中，请勿强力拉开尼龙搭扣带，防止因用力过猛导致尼龙搭扣粘胶处脱离支具表面。松解尼龙搭扣带的正确操作：一手轻压搭扣边缘，另一手缓慢撕开扣带，检查尼龙搭扣是否脱离支具表面，用手均匀按压尼龙搭扣，使其与支具表面粘贴牢固。如尼龙搭扣脱落失去黏性而无法与支具表面粘牢，应及时告知责任护士，护士会联系支具中心进行更换。请保持尼龙搭钩钩面清洁，避免针织物等绒毛附着其表面，导致尼龙搭带粘贴不牢固。

4．佩戴下肢类低温支具切勿负重。

5．急性期佩戴的支具是为了及时固定患处。治疗期间，患处及远侧肢体可能会继续肿胀导致骨突点压痛。如果出现边缘挤压不适，应及时告知责任护士，护士会联系支具中心工作人员进行调整。如果肿胀消退后，可适量收紧尼龙搭扣，直至服帖。

七、支具的日常护理

1．将受伤肢体适当垫高，略高于心脏，有利于减轻肿胀。

2．每日2次取下支具，每次30min，利于皮肤的保护。

3．观察佩戴支具肢体的皮温、血液循环变化以及感觉活动情况，发现异常及时通知医生，并配合医生进行处理。

4．指导患者进行功能锻炼，防止肢体肌肉萎缩、关节僵直的发生。

第五节　患者的临床护理路径

【关键词】　临床护理路径；评估；出院指导

【Key Words】　clinical nursing pathway；assessment；discharge instruction

一、入院第1天

1．对新入院患者，护士应主动热情接待，并做自我介绍。

2．建立入院病历，为患者带腕带。

3．向患者介绍病区的环境、主管医生、责任护士、护士长、住院须知及陪住、探视等病房管理制度。

4．评估患者的基本情况如既往病史和用药史。评估有无压疮、跌倒、坠床等安全风险，并讲解相关安全知识。

5．根据患者的病情进行生命体征的测量和记录。

6．查看患者的全身皮肤情况，检查有无皮擦伤或压疮，如出现压疮则应在24h内给予及时处理并上报护理部。如患者带有石膏，检查石膏边缘是否修理整齐、光滑，避免卡压、摩擦，并询问患者有无石膏压迫、卡压感。

7．护送患者到病房，协助患者更换病服。

8．为患者进行常规基础护理，如清洁患肢、剪指甲等，保持患者的"六洁"（六洁包括头发、手、足、会阴、皮肤、口腔）的清洁。

9．针对性地给予患者心理支持，稳定情绪，维持平和的心态。

二、入院后至手术前 2 天

1．协助患者完善各项术前化验、检查，发现异常及时记录并报告给主管医生，并协助做进一步处理。

2．针对性地给予患者心理支持，稳定情绪，维持平和的心态。

3．对于无合并症的患者，指导患者进食高热量、高蛋白、高维生素、含钙丰富、易消化的饮食。

4．对于高血压患者，进食低盐、低脂饮食，遵医嘱监测血压。

5．糖尿病患者进食糖尿病饮食，遵医嘱监测血糖。

6．对于吸烟、饮酒的患者，向患者说明吸烟、饮酒的危害性，并鼓励患者戒烟戒酒。

三、手术前 1 天

1．由责任护士根据医嘱给予患者抗生素皮试试验，皮试阴性者可使用皮试所用抗生素；皮试阳性者，在患者的病历和床头做阳性标记，告知患者并要求患者记住过敏抗生素的种类及名称。向患者做好解释工作，遵医嘱更换抗生素，重新进行皮试，阴性后使用，或遵医嘱应用免皮试试验的抗生素。

2．由责任护士为患者进行术区备皮、做好患肢及全身的清洁。

3．由夜班护士为患者发放禁食禁水牌。

4．遵医嘱根据手术需要为患者灌肠。

5．告知患者当日晚 12 点（12MN）开始禁食水，并告知禁食水的原因。术日禁止佩戴首饰、眼镜，女患者不要涂指甲油，有活动性义齿者术前需取下，与手术医生共同核对，在手术侧肢体上做标记。

6．告知患者注意保暖，防止感冒，以免延误手术时机。

7．注意观察患者的夜间睡眠情况，必要时遵医嘱应用辅助睡眠的药物，以保证术前良好的睡眠质量。

四、手术日

1．送手术

（1）根据医嘱，为患者注射术前镇静药物。

（2）根据医嘱，准备术中用抗生素。

（3）询问患者是否从 0 点开始禁食水，检查患者是否取下眼镜、首饰、活动性义齿，检查术区标记。

（4）检查患者全身皮肤情况，在手术患者皮肤交接表上注明，并签字。

2．接手术

（1）患者回到病房后，根据患者的麻醉和手术方式安置体位。

（2）为患者测量体温、呼吸、脉搏、血压并记录于交班表上。

（3）评估患者的疼痛部位、程度并记录。

（4）为患者更换静脉保护贴，观察输液接头连接是否紧密。

3．术后观察

（1）查看患者患肢的肿胀程度、血液循环情况，注意观察手指 / 足趾末梢皮肤的颜色、温度、桡 / 足背动脉搏动情况，手指 / 足趾的屈伸活动情况。

（2）观察伤口引流情况，伤口引流液每小时 > 100ml 时及时通知医生。

（3）如使用镇痛泵的患者，要检查管路是否通畅，有无不良反应发生，如出现不良反应应及时关闭镇痛泵，记录在疼痛评估单上，并列入交班内容。

五、术后第 1 天至出院前 1 天

1．查看患者患肢的肿胀程度、血液循环情况，注意观察手指 / 足趾末梢皮肤的颜色、温度、桡 / 足背动脉搏动情况，手指 / 足趾的屈伸活动情况。

2．观察伤口引流情况，伤口引流液每小时 > 100ml 时及时通知医生。

3．如使用镇痛泵的患者，要检查管路是否通畅，有无不良反应的发生，如出现不良反应，应及时关闭镇痛泵，记录在疼痛评估单上，并列入交班内容。

4．为患者测量体温、呼吸、脉搏、血压并记录于交班表上。

5．评估患者的疼痛部位、程度并记录。

6．根据患者的护理级别，为患者进行各项基础护理。

六、出院指导

1．给患者发放出院指导卡。

2．针对性地给予患者心理支持，积极了解患者对出院后的护理有何需求和担忧，积极帮助患者解决问题。

3．告知患者办理出院的手续及地点。

4．告知患者拆线、复查、复印病历的时间、地点。

5．告知患者注意观察伤口，如出现红、肿、热、痛、渗出等感染征象，不要擅自处理，到正规医院就诊。

6．指导患者回家后继续进行功能锻炼。

7．指导患者继续遵照住院期间的饮食注意事项。

第六节　创伤骨科患者常见并发症的预防

【关键词】　并发症；预防；皮肤；肺部感染；泌尿系统感染

【Key Words】　complication；prevention；skin；pulmonary infection；urinary infection

一、压疮的预防

1．对于根据压疮危险因素评分显示高度危险的患者，每日床头交接班检查患者的皮肤情况，重点检查患者的骶尾部、足跟等受压部位皮肤有无压红、破损，床单位是否清洁、平整，减压器具（如气垫床、棉垫、减压垫等）的使用情况。

2．使用辅助敷料保护骨隆突处。

3．指导患者臀下垫翻身布（宽度上至肩胛下，下至大腿上 1/3 处），保持平整干燥。

4．定时更换卧位，翻身时动作要轻柔。

5．正确指导患者进行床上大小便，使用便盆时注意保护臀部皮肤。

二、肺部感染的预防

注意病室通风，保持室内空气新鲜。对于有慢性呼吸系统疾病史者以及年老体弱者，指导患者深呼吸、有效咳嗽，对于有痰液者，定时协助患者翻身叩背，以利于痰液排出，防止肺部感染；痰液黏稠不易咳出者，遵医嘱给予雾化吸入治疗。

三、下肢深静脉血栓形成的预防

见本篇第三章。

四、泌尿系统感染的预防

1．对于留置尿管的患者，注意保持尿管引流通畅，避免导尿管受压、扭曲、阻塞。

2．保持尿道口清洁、每日做会阴护理 2 次。

3．定期更换抗反流尿袋，及时排空集尿袋，妥善固定尿管。

4．及时观察尿液情况，发现血尿、尿液混浊、有结晶，及时报告医生，并配合医生进行处理。

5．翻身时注意防止尿管扭曲、打结。

6．鼓励其摄取足够的水分，每日 2500～3000ml，以防泌尿系统感染。

第二章　创伤骨科疼痛管理

【关键词】　创伤；疼痛；评估工具；评估标准
【Key Words】　trauma；pain；pain assessment tool；assessment criteria

第一节　概　述

一、定义

疼痛是一种令人不快的感觉和情绪上的感受，伴随着现有的或潜在的组织损伤，被列为继体温、脉搏、呼吸、血压之后的第五大生命体征。

二、创伤骨科患者分类及疼痛管理方案

如表 2-1 所示。

表 2-1　创伤骨科患者分类及疼痛管理方案

患者类型	疼痛管理方案
择期手术患者	患者入院 24 小时内进行疼痛评估。 术前晚 10PM 口服选择性 COX-2 抑制剂，提高痛阈的同时减轻炎性反应的发生。 术后应用选择性 COX-2 抑制剂 40mg，Bid im，连续使用 3 天；之后继续口服选择性 COX-2 抑制剂，并根据疼痛评分结果按照三阶梯给药模式给予相应的镇痛处理。

患者类型	疼痛管理方案
急诊入院患者	患者进入病房后即进行疼痛评估，并根据疼痛评估结果按照三阶梯给药模式给予相应镇痛处理。 术后应用选择性COX-2抑制剂40mg Bid im，连续使用3天；之后继续口服选择性COX-2抑制剂，并根据疼痛评分结果按照三阶梯给药模式给予相应的处理。
特殊病种患者：肘关节僵硬行肘关节松解术患者	术前不予应用止痛药。 术后给予留置神经阻滞置管，功能锻炼过程中进行疼痛评分，根据疼痛评估结果按照三阶梯给药模式给予相应镇痛处理。

三、疼痛评估标准和工具

1．评估工具　创伤骨科应用的评估工具为创伤骨科疼痛评估单，内容包括四部分，即应用标尺[即疼痛数字分级法（NRS）和WONG-BAKER（面部表情量表）]、患者的一般资料（包括患者的床号、姓名、性别、年龄、住院号、诊断、入院方式、吸烟史、用药史）、表格主体及标注部分。其中，表格主体的内容包括日期、时间、疼痛的部位、疼痛评分（包括动态和静息状态下）、麻醉恢复情况、疼痛时的处理措施（包括抬高患肢、冰敷、心理护理、用药情况）、对睡眠的影响、不良反应、备注、护士签字。标注部分是为方便表格主体部分的填写而添设的选项。

2．评分标准（表2-2）

表2-2　疼痛评估评分标准

疼痛等级	评分	评分说明	
无痛	**0分**	**无痛**	
轻度疼痛	1～3分：安静平卧时基本不疼，不影响睡眠	术前	术后
		1分：搬运时会觉得疼痛	被动活动时疼痛
		2分：更换体位时感觉疼痛	主动活动时感到疼痛
		3分：翻身时疼痛	平卧时会疼，有被动体位

续表

疼痛等级	评分	评分说明
无痛	0分	无痛
中度疼痛	4～6分：安静平卧时有疼痛，影响睡眠	4分：间歇疼痛，对日常生活有些影响，偶尔会有皱眉、咧嘴或咬牙等表情
		5分：持续疼痛，入睡困难，食欲减退，心情烦躁
		6分：疼痛较重，容易被疼醒或者根本不能入睡，呻吟或呼叫
重度疼痛	7～10分：疼痛难以忍受	7分：疼痛严重，翻转不安，焦虑，有冷汗，无法入睡，注意力无法从疼痛部位分散
		8分：疼痛持续难忍，全身大汗
		9分：剧烈疼痛，不能忍受
		10分：最疼痛，痛不欲生

第二节　护　理

【关键词】　疼痛管理；超前镇痛；健康宣教；术前；术日；术后

【Key Words】　pain management；preemptive analgesia；health education；pre-operation；surgery day；post-operation

一、入院到手术前的疼痛管理

1．原因　患者对疼痛的认知会影响其对疼痛的报告和对疼痛相关治疗措施的反应，从而造成疼痛管理不足，对人体引起一系列的危害。

2．具体措施

（1）评估患者对疼痛的认知。针对患者存在的对疼痛及镇痛措施的认识误区，进行个体化的、有针对性的健康宣教。

（2）向患者讲解疼痛的危害性以及及时处理疼痛对患者的益处，鼓励患者及时报告疼痛。

（3）入院后对患者进行疼痛评估，内容包括疼痛的部位、性质、持续时间，并与医生一起制订疼痛管理的方案。如患者疼痛程度在中度以上，需要应用止痛药物时，用药前先向患者讲明用药的目的和可能会引起的不良反应以及相应的预防和处理措施。

（4）告知患者在其住院期间，护士将每日对其进行定时和实时的疼痛评估，定时的疼痛评估时间为 9—10AM 和 9—10PM，实时的评估即为患者有疼痛主诉时的评估以及给予镇痛措施后的效果反馈的评估。

（5）教会患者如何正确使用疼痛评分标尺。

二、术前 1 日的疼痛管理

1．原因　术前 1 日患者开始实施超前镇痛。此外，护士可了解患者对于术后疼痛相关的疑惑，给予专业的护理指导，从而使患者正确面对疼痛，及时报告，有效管理疼痛。

2．具体措施

（1）如无用药禁忌，于术前晚开始对患者实施超前镇痛，常规口服选择性 COX-2 抑制剂，术日至术后第 2 天改为肌内注射选择性 COX-2 抑制剂，连续使用 3 天，并且向患者讲解服药的方法和注意事项，取得患者的理解和合作。

（2）向患者说明，麻醉恢复后患者可能会感觉到疼痛，护士每日会对其进行定时和实时的疼痛评估，并告知患者疼痛管理中的各种药物和非药物的止痛方法，请患者及时地将疼痛报告给护士，从而有效避免疼痛的危害，进行及时的疼痛管理。

（3）每日 9—10AM 和 9—10PM 对患者进行定时的疼痛评估，同时加以实时的疼痛评估，并积极鼓励患者及时报告疼痛，及时予以处理。

三、手术日的疼痛管理

1．原因　术后 12 小时患者的疼痛程度最强，同时也是各种疼痛管理措施给予最集中的时间段。此阶段患者面对疼痛问题多，应协助患者排除疼痛管理相关的障碍，稳定地度过手术日。

2．具体措施

（1）对于有止痛泵的患者，向患者讲解止痛泵的原理及如何自控止痛，每小时评估止痛泵是否开放、通畅，询问患者有无恶心、呕吐、头晕、嗜睡等不良反应。

（2）每日 9—10AM 和 9—10PM 对患者进行定时的疼痛评估，同时加以实时的疼痛评估，并积极鼓励患者及时报告疼痛，及时予以处理。

（3）与患者交谈，积极发现患者疼痛的规律，与医生一起为患者制订个体化的疼痛管理方案。

（4）向患者讲解止痛药物应用的注意事项以及可能引起的不良反应。

四、术后至出院的疼痛管理

1．原因　术后疼痛管理的优劣关系到患者功能锻炼的进程和康复效果，出院时的疼痛管理也保证了患者出院后疼痛管理的连续性。

2．具体措施

（1）对于有止痛泵的患者，向患者讲解止痛泵的原理及如何自控止痛，每小时评估止痛泵是否开放、通畅，询问患者有无恶心、呕吐、头晕、嗜睡等不良反应。

（2）每日 9—10AM 和 9—10PM 对患者进行定时的疼痛评估，同时加以实时的疼痛评估，并积极鼓励患者及时报告疼痛，及时予以处理。

（3）与患者交谈，积极发现患者疼痛的规律，与医生一起为患者制订个体化的疼痛管理方案。

（4）出院时，将剩余的止痛药物发给患者，并告知患者应用止痛药的注意事项和服用方法。

静脉血栓栓塞症的预防与护理　第三章

【关键词】 静脉血栓栓塞症；深静脉血栓形成；肺栓塞；护理；预防

【Key Words】 venous thromboembolism；deep venous thrombosis；pulmonary embolism；nursing；prevention

第一节　概　述

一、定义

静脉血栓栓塞症指血液在静脉内不正常地凝结，使血管完全或不完全阻塞，属于静脉回流障碍性疾病。包括两种类型：深静脉血栓形成（deep vein thrombosis，DVT）和肺栓塞（pulmonary embolism，PE），即静脉血栓栓塞症在不同部位和不同阶段的两种临床表现形式。

二、下肢血栓形成的发生率

北京积水潭医院孙宁等的回顾性调查发现，在下肢骨折的患者中，足踝骨折深静脉血栓（DVT）的发生率为 1.25%，髋部骨折为 11.70%，髌骨骨折为 12.50%，胫腓骨骨折为 13.50%，多发骨折为 17.80%，骨盆骨折为 20% 以及膝关节骨折（除外髌骨骨折）为 20.40%。

三、危险因素

深静脉血栓形成的危险因素包括：静脉血流滞缓、静脉壁损伤（血管内膜损伤）和血液高凝状态。

（一）静脉血流滞缓

临床上发现肢体制动或长期卧床的患者容易形成静脉血栓，这些都提示血流缓慢是血栓形成的因素之一。手术过程中的长时间仰卧，长期肢体制动或偏瘫引起腘窝部的静脉血淤滞。

相关因素包括：瘫痪、手术麻醉、长期卧床、术中使用止血带等。

基于病因学的相关因素包括：年龄＞40岁、慢性心力衰竭、制动、腹腔镜手术、下肢骨折、恶性肿瘤、肥胖、瘫痪、妊娠、既往发生深静脉血栓形成、休克、腹部/盆腔肿瘤、静脉曲张等。

（二）静脉壁的损伤

1. 化学性损伤　静脉内注射各种刺激性溶液和高渗溶液，导致静脉炎和静脉血栓形成。

2. 机械性损伤　静脉局部挫伤、撕裂伤或骨折碎片创伤均可产生静脉血栓形成。如骨盆骨折常能损伤髂总静脉或其分支，均可并发髂股静脉血栓形成。

3. 感染性损伤　化脓性血栓性静脉炎由静脉周围感染灶引起，较为少见，如感染性子宫内膜炎，可引起子宫静脉的脓毒性血栓性静脉炎；机械性损伤（静脉穿刺、手术损伤血管、长期捆扎）和化学性损伤（输注各种刺激性或高渗的溶液）。

（三）血液高凝状态

这是引起静脉血栓形成的基本因素之一。各种大型手术是引起高凝状血小板黏聚能力增强，血液黏稠度增高。术后血清前纤维蛋白溶酶活化剂和纤维蛋白溶酶两者的抑制剂水平均有升高，从而使纤维蛋白溶解减少。脾切除术后由于血小板骤然增加，可增加血液凝固性，烧伤或严重脱水使血液浓缩，也可增加血液凝固性。晚期肿瘤患者如肺癌、胰腺癌，其他如卵巢、前列腺、胃或结肠癌，当癌细胞破坏组织同时，常释放许多物质，如黏蛋白、凝血活酶等，某些酶的活性增高，从而增加血液的凝固度。大剂量应用止血药物，也可使血液呈高凝状态。

相关因素包括：手术、外伤、输血等。

四、静脉血栓栓塞症的临床表现

（一）下肢深静脉血栓形成

下肢深静脉血栓的临床表现因血栓的发生部位、发生速度、侧支循环开放的程度不同，临床表现可不一致。局限性小血栓可无临床症状，而典型临床所见为下肢肿胀、疼痛和压痛。肿胀范围大致反映堵塞部位，单侧肢体的肿胀、水肿可提示本病。其客观评价和临床观察应测量下肢的周径，比较双侧下肢同一部位的周径之差大于 1cm 则有临床意义。

（二）急性肺栓塞

急性肺栓塞临床表现多样，缺乏特异性。以呼吸困难最常见，其次为胸痛、心悸、咳嗽、烦躁、咯血、晕厥。体征以呼吸急促（＞20 次／分）最常见，动脉血氧分压降低，二氧化碳分压降低。胸部 X 线片表现为肺渗出、胸膜渗出、肺梗死、肺动脉段突出。

第二节　护　理

一、预防

预防方法包括基本预防、物理预防和药物预防。

（一）基本预防措施

1．手术操作尽量轻柔、精细，避免静脉内膜损伤。

2．规范使用止血带。

3．术后抬高患肢，防止深静脉回流障碍。

4．常规进行静脉血栓知识宣教。鼓励患者勤翻身、早期功能锻炼、下床活动、做深呼吸及咳嗽动作。

5．术中和术后适度补液，多饮水，避免脱水。

6．建议患者改善生活方式，如戒烟、戒酒、控制血糖及控制血脂等。

（二）物理预防措施

足底静脉泵、间歇充气加压装置及梯度压力弹力袜等，利用机械原理促使下肢静脉血流加速，减少血液滞留，降低术后下肢深静脉血栓形成的发生率。推荐与药物预防联合应用。单独使用物理预防仅适用于合并凝血异常疾病、有高危出血风险的患者。出血风险降低后，仍建议与药物预防联合应用。对患侧肢体无法或不宜采用物理预防措施的患者，可在对侧肢体实施预防。应用前宜常规筛查禁忌。下列情况禁用物理预防措施：①充血性心力衰竭、肺水肿或下肢严重水肿；②下肢深静脉血栓症、血栓（性）静脉炎或肺栓塞；③间歇充气加压装置和梯度压力弹力袜不适用于下肢局部情况异常（如皮炎、坏疽、近期接受皮肤移植手术）、下肢血管严重动脉硬化或其他缺血性血管病及下肢严重畸形等。

（三）药物预防措施

遵照医生医嘱进行静脉栓塞症的药物预防，同时注意观察有无不良反应的发生。

附：

下肢深静脉血栓形成（DVT）及肺栓塞（PE）风险评估表

根据下列风险因素进行 DVT 及 PE 风险评估（是，请在相应项目前打√）：		
1．外伤或骨折部位是：＿＿＿＿	9．脊髓损伤、瘫痪	15．既往有无以下疾病史：
2．年龄：＜40 岁、40～60 岁、＞60 岁	10．肢体需要制动	① DVT 或 PE
		②恶性肿瘤
3．骨科大手术（髋膝关节置换、髋部骨折固定）	11．卧床	③下肢静脉系统疾病
		④服用避孕药史
5．手术时间：＜45min、＞45min	12．肥胖	⑤糖尿病
6．全麻	13．吸烟史	⑥肾病综合征
7．术中应用止血带	14．血液高凝状态	⑦血液系统疾病
8．重度创伤		

DVT 危险等级

（根据骨科大手术静脉血栓栓塞症预防指南及美国胸科医师协会抗栓溶栓治疗指南）

手术患者静脉血栓栓塞危险分度

危险度	判断指标	
低度危险	手术时间＜45′	无危险因素
中度危险	手术时间＜45′ 40～60岁	无危险因素
	手术时间＜45′ ＜40岁	有危险因素
	手术时间＞45′	无危险因素
高度危险	手术时间＜45′ ＞60岁	有危险因素
	手术时间＞45′ 40～60岁	有危险因素
极高危	手术时间＞45′ ＞40岁	有多项危险因素
	骨科大手术　重度创伤　脊髓损伤	

非手术患者危险分度

危险度	判断指标		预防措施
低度危险	＜60岁	无危险因素	基本预防
中度危险	＞60岁	无危险因素	基本预防＋物理预防
	＜60岁	有危险因素	
高度危险	＞60岁	有多项危险因素	基本＋物理＋药物
极高危	＞60岁	重度创伤、卧床、有多项危险因素	基本＋物理＋药物＋…

二、下肢深静脉血栓形成患者的护理

（一）置入滤器前的护理

1．患者确诊为下肢深静脉血栓后，责任护士告知患者血栓的危害和注意事项。

2．注意保持病室安静、整洁、减少不良刺激，使患者保持良好的精神状态。

3．告知患者患肢制动同时在床头放置血栓提示标志，禁止按摩患肢，嘱患者清淡饮食，多饮水，保持大便通畅。同时注意观察患肢的皮肤颜色、疼痛和肿胀情况。如患肢高度肿胀、皮肤苍白或呈暗紫色、皮温降低、足背动脉搏动消失，说明有发生股青肿或股白肿的可能，应立即通知医师紧急处理。

4．积极识别有无肺栓塞的表现。肺栓塞一般在血栓形成1～2周内发生，且多发生在久卧开始活动时。当深静脉血栓形成患者出现气急、咳嗽、呼吸困难、咳血样泡沫痰等症状时应及时处理。

（二）滤器置入术后的护理

1．患肢的护理　术后绝对卧床休息，伤口以沙袋压迫6～8h，穿刺侧肢体处于伸展位24h。定时观察患肢，注意皮肤温度、皮肤颜色、肿胀程度变化，足背动脉搏动情况，及时询问患者患肢疼痛程度，患肢适当给予保暖，禁止热敷。定时测量患者腿围并记录，观察肿胀情况。

2．生命体征的观察和护理　术后要严密监测患者体温、脉搏、呼吸、血压，尤其在术后24h要严密观察患者呼吸情况，注意有无胸闷、胸痛、咳嗽、心悸及气促等症状，因为腔静脉滤器植入术后，极少数患者仍有可能发生肺栓塞，主要是中央型血栓患者在腔静脉滤器植入时松动了血栓所致，一旦发现患者出现以上症状，应立即给予半卧位、吸氧、心电监护并立即报告医生进行对症处理。

3．出院指导

（1）告知患者严格遵医嘱服用抗凝药物，并定期复查凝血常规。

（2）告知患者及其家属平时注意观察身体各个部位有无出

血、瘀斑、鼻出血等现象出现，发现问题及时就诊。

（3）加强患肢的功能锻炼，以促进下肢血液循环，对深静脉血栓的形成有预防作用。

第四章　外固定架

【关键词】　外固定架；针道感染；骨运输；骨延长

【Key Words】　external fixator；stent-traction infection；bone transport；bone lengthening

第一节　概　述

外固定架（器）是对骨折端进行复位和固定的一种装置（图 4-1）。它经软组织将内植物（针或钉）穿过骨折的远、近段，然后再通过连接杆和固定架将裸露于皮肤外的内植物彼此连接起来，在骨折端起到加压、牵拉和中和作用以达到复位和固定骨折，重建骨骼并校正畸形的目的。外固定架包括固定针、固定夹钳和连接杆三种基本部件。

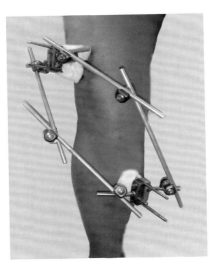

图 4-1　下肢外固定架

一、分类

1．按构型分类法，可分为：单边式（亦称半针或钳夹式）、双边式（亦称全针或框架式）、三角式（亦称三边式）、四边式（亦称四边形框架式）、半环式、全环式。

2．按力学结构分类法，可分为：单平面半针固定型、单平面全针固定型、三维组合外固定型、联动超关节外固定型、多平面固定型。

二、适应证

1．开放性骨折。

2．感染性骨折不愈合。

3．多发骨折。

4．骨盆骨折。

5．复杂的关节内和邻近关节的骨折。

6．桡骨远端骨折。

7．骨运输或延长。

三、并发症与预防

（一）针道感染

预防措施：防止针道感染最重要的方法就是使用正确的固定针和术后护理。向患者讲清楚使用和术后护理外固定架的注意事项和方法，使患者在发现针道感染的早期表现后及时就医。

（二）固定针松动

预防措施：固定针的松动是一种自然过程，医生所能做到的就是如何尽量延长其发生松动的时间，包括正确置入固定针，避免预弯负荷，解除固定针与周围软组织之间的任何张力。

（三）软组织损伤

1．神经血管损伤

（1）在大腿的危险区穿全针时应由内向外。

（2）行皮肤切口时，手术刀的平面须与神经、血管走行方向平行刺入。

（3）术中、术后一旦发现神经、血管损伤时，应立即采取相应补救措施，更换穿针位置，或放弃外固定架治疗。

2．栓桩效应

（1）行胫骨外固定架手术时应将足、踝部诸关节置于中立位。股骨穿针时置膝关节于屈膝90°～120°。

（2）小腿中段尽可能不用全针固定。

（3）半针固定在穿过远侧皮质后，不宜过长，术中应摄X线片以助调整固定针的长度。

（4）外固定架放置完毕后，应在麻醉下充分活动可能受累的关节，以减少栓桩的影响。

（5）术后尽早开始功能锻炼。

（三）骨折延迟愈合与不愈合

预防措施：尽量使骨折达到解剖复位，并选择力学性良好的外固定架。防止固定强度不足，同时也应避免长期过分坚强的固定。

第二节　护　理

一、术前护理

1．原因　外固定架对患者来说是置于其体内的，同时是全新的事物，因而应让患者了解外固定架的相关性能。

2．具体措施　当确定要使用外固定架时，要尽可能地向患者和其直接亲属提供咨询。解释清楚手术的特性。让患者接触已经携带有外固定架的患者并进行沟通、探讨可能会遇到的问题。

二、手术室护理

在手术室内，器械护士和巡回护士均在无菌原则的基础下积极配合临床医生和麻醉医生进行手术。

三、术后护理

1．针道护理

（1）原因：保持针道的清洁、干燥，预防感染的发生。

（2）具体措施

①术后 24 ～ 48 小时入针处常出血，应用无菌敷料包扎固定，渗湿后及时更换，固定针周围有纤维包裹时则可取下无菌敷料。

②避免使用抗菌性软膏、洗剂和喷剂。软膏经常导致皮肤过敏和不干燥。碘喷物制品可导致针孔周围结成硬壳而阻止组织液的自然排出。

③正确的清洁针道的方法是用蘸有凉白开水的棉球（棉签）仔细、彻底地清理针周围的渗出物。术后头几日对于建立健康的针道非常重要。鼓励并要求患者自己清理针道。告知患者一个棉球（签）只能清洁一处针道。

2．患肢护理

（1）原因：患肢的血运、感觉、活动情况反映出患肢的血液循环和神经功能状态。抬高患肢有利于患肢的消肿。

（2）具体措施：用气垫将患肢抬高 20 ～ 30cm，高于心脏，注意观察肢端的血运和感觉活动情况。

3．遵医嘱应用抗生素 5 ～ 7 天，并注意观察体位变化和针道周围有无感染征象。

4．外固定架的调整

（1）原因：注意保持外固定架的位置不变。

（2）具体措施：术后及时调整固定持钳的螺母，并经常检查其有无松动。

检查局部：注意皮肤与钢针接触部有无张力，如因肿胀等原因钢针处皮肤张力增加，可予以切开减压以免针孔皮肤坏死。

5．心理护理

（1）原因：应用外固定架治疗的患者，尤其是长期带外架的患者，在回归社会后，担心他人异样的眼光，也忧虑自己能否将外固定架护理得当。

（2）具体措施

①倾听患者的主诉，寻找患者担心的原因，从而针对患者

的情况，进行有效的疏导。

②教会患者针道护理的正确方法，鼓励并要求患者自己清理针道。

6．功能锻炼

（1）原因：功能锻炼有利于患肢肿胀的消退，同时能够防止肌肉萎缩和关节僵硬。

（2）具体措施：外固定架固定术后，若患者全身及局部伤情允许，即可鼓励患者早日开始肌肉收缩和关节活动。若仅为一侧下肢损伤，且骨折固定牢固，可嘱患者早日扶拐离床并开始部分负重，负重量的多少要根据患者的症状、体征及 X 线片表现进行增减。

四、出院护理

进行出院指导，向患者讲明骨外固定架原理和特点，消除患者惧怕疼痛、骨折移位等恐惧心理。

指导患者积极主动、循序渐进地进行功能锻炼。若患者站立后出现患肢红、紫、肿胀，是正常反应，逐渐适应后可减轻或消失。

出院后 1 个月复查，指导患者继续扶拐带架练习，告知患者如有不适及时就诊。对于稳定型骨折的患者可早期负重，对于不稳定型骨折的患者患肢不宜早期负重，术后 2 个月复查 X 线片，有骨痂形成可负重行走。

患者术后的功能锻炼和负重使外固定架不断承受压力，这将导致外固定架失效，最终不能维持骨折端之间的良好复位。务必将这一可能性向患者讲清楚，使之对此多加注意并定期来院复查，使得能够对外固定架及时进行调整。

多发创伤　第五章

【关键词】　多发创伤；评估；休克；脂肪栓塞；失血

【Key Words】　multiple trauma；assessment；shock；fat embolism；blood loss

第一节　概　述

一、诊断标准

人体分为 24 个部位：头面、胸、骨盆、脊柱各为一个部位；双侧肩、肱骨干、肘、尺桡骨骨干、腕手；双侧髋、股骨干、膝、胫腓骨骨干、踝足。凡伤及上述两个或两个以上部位者均为多发骨与关节损伤。

二、伤因及损伤特点

1．交通伤　损伤特点有：①休克发生率高；②死亡率高；③损伤部位以下肢最多，依次为：股骨骨折、胫腓骨骨折、肋骨骨折及骨盆骨折。

2．重物压砸伤　损伤特点有：①截瘫发生率高；②损伤部位依次为胫腓骨骨折、股骨骨折和脊柱骨折；③胫腓骨骨折中开放骨折的发生率较高，且伤口污染较严重。

3．高处坠落伤　由于人体下落时的加速度和落地后的反作用力均较强大，所造成的损伤部位亦最多，在各种伤因中占首位。最常见的损伤部位为足踝部骨折脱位、脊柱骨折和股骨骨折。

4．机器损伤　最典型的损伤为同一上肢的多发骨折脱位，伤及下肢较少。在上述四种伤因中，机器损伤、开放骨折的发生率最高。软组织损伤大多广泛而严重。

三、病情评估

严重创伤后可能出现不同程度的合并症，接诊患者后，应迅速评估患者情况，了解患者的全身情况。

1．病史　详细询问受伤时间、受伤方式、撞击部位、落地位置、处理经过、有无昏迷史等有意义的细节。询问既往健康状况，如有无药物、食物过敏史，有无高血压、心脏病、脑梗死、胃及十二指肠溃疡、糖尿病病史，以预防并发症。

2．生命体征　检查监测神志、呼吸、脉搏、血压、瞳孔变化。按时测量生命体征，对贫血、电解质紊乱、凝血功能低下均应及时纠正。迅速建立有效的静脉通道，行锁骨下静脉穿刺。

3．注意休克的发生　估计失血量（如：骨盆骨折失血 1000～5000ml，股骨干骨折失血 500～2000ml，胫腓骨骨折失血 500～2000ml，胸部损伤多发肋骨骨折失血 1000～4000ml，肱骨干骨折失血 300～1000ml）。扩容、快速输血，同时给予心电监护、吸氧、中心静脉监测、保留尿管记录每小时尿量，全面评估患者全身情况，制订出有效的抢救和护理措施。

4．四肢血管损伤的主要指征　易发生血管损伤的骨折：肱骨髁上骨折、肘关节脱位、股骨干骨折、胫骨平台骨折等。其易造成血管损伤的原因为骨折部位与血管邻近，造成骨折的暴力可直接作用于血管，且断端往往能直接损伤这些伴行血管，并且这些部位的血管比较固定，受伤时容易被拉断或撕裂。

大动脉走行部位的开放性损伤，伤口有搏动性出血或活动性出血。动脉损伤后远端皮肤苍白、发凉、毛细血管充盈减慢或消失，远端动脉搏动明显减弱或消失。

静脉损伤，远端肢体肿胀、青紫、动脉搏动减弱、毛细血管充盈快，局部有大血肿或逐渐增大的血肿，张力高，可伴有休克。

第二节　护　理

一、术前护理要点

1．迅速、准确、果断地对患者进行接诊和处理。

（1）原因：多发骨折的患者病情重，病情变化快。

（2）具体措施

①抗休克治疗：迅速建立2～3条静脉通道，给予吸氧、导尿、监测生命体征、送检标本。

②全面系统的体格检查：加强头颅、心胸及腹部症状的观察，排除脏器损伤、脂肪栓塞、颅脑损伤等危及生命的并发症。

③早期实施患肢固定，以防骨折再错位，加重损伤引起反复出血，同时也可预防压疮的发生。

④防止脂肪栓塞综合征：通常发生在严重创伤，特别是脂肪含量丰富的长管状骨骨折，临床表现以意识障碍、瘀斑和进行性低氧血症及呼吸窘迫为特征。因此，护士要严密观察生命体征、意识及血氧饱和度。

⑤留置尿管监测尿量：在为患者进行手术前要多观察患者的肾血流灌注情况和了解肾有无实质性损伤，必要时行留置导尿，同时也要记录好患者的尿量、颜色和性质，如患者的尿量小于30ml/h，应配合实验室检查，采取有效的处理措施，以免发生肾衰竭。

2．积极避免各种并发症的发生。同创伤骨科卧床患者并发症的预防。

二、术后护理要点

1．低血容量性休克的观察与护理

（1）原因：多发骨折涉及部位多、出血量大。

（2）具体措施：术后遵医嘱给予心电监护，每小时监测一次血压、脉搏、呼吸、氧饱和度，保证引流的通畅，准确记录引流量，随时巡视患者，患者出现烦躁、出汗、脉搏细速、尿量减少等血容量不足的症状，或引流液每小时＞100ml时，及时汇报医生，并配合处理。

2．患肢的观察与护理

（1）原因：患肢手指、足趾的感觉和血运能够反映患肢血管和神经有无受损。

（2）具体措施

①下肢：患者取平卧位，后踝下垫棉垫，使足跟悬空。查看患者患肢的肿胀程度、血液循环情况，注意观察足趾末梢皮肤的颜色、温度、足背动脉搏动情况，足趾的屈伸活动、感觉情况，有无神经损伤症状。

②上肢：评估患者患肢的肿胀程度、血液循环情况。注意观察手指末梢皮肤的颜色、温度、桡动脉搏动情况，手指的屈伸活动、感觉情况。

③注意检查患者伤口外敷料，检查有无渗血，保证引流的通畅，正确记录引流量、颜色和性质，当渗血过多或引流液每小时＞100ml时，及时汇报医生，并配合处理。

3．功能锻炼

（1）原因：功能锻炼能够防止肌肉萎缩和关节僵硬，并促进骨折的愈合。

（2）具体措施：根据患者骨折部位的不同参见各自章节。

4．有效避免并发症的发生。同创伤骨科长期卧床并发症的预防。

肘关节僵硬   第六章

【关键词】 肘关节；功能障碍；屈伸范围
【Key Words】 elbow joint；disfunction；the flexion and extension range

第一节　概　述

肘关节是上臂和前臂的机械性连接，其稳定有力和良好的活动范围有助于手部功能的发挥。肘部创伤治疗不当则可致慢性疼痛和永久性功能丧失。创伤后肘关节僵硬临床上较为常见，不严重的创伤也可能引起严重的功能障碍。

一、解剖

肘关节是由肱尺关节、肱桡关节和尺桡关节组成的复合关节（图6-1）。通常能够接受的肘关节活动范围是屈伸30°～130°，前臂旋前、旋后各50°。

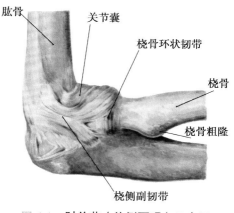

肱骨　　关节囊
桡骨环状韧带
桡骨
桡骨粗隆
桡侧副韧带

图 6-1　肘关节（外侧面观）示意图

43

二、临床表现

肘关节僵硬的患者主要表现为关节活动度减小、活动时或活动后肢体的疼痛、神经症状及骨摩擦感。

三、分类

肘关节僵硬按照严重程度分为四度：
1. 极重度（屈伸范围＜30°）
2. 重度（屈伸范围 30°～60°）
3. 中度（屈伸范围 61°～90°）
4. 轻度（屈伸范围＞90°）

四、治疗方法

1. 非手术治疗　肘关节僵硬的非手术治疗方法包括采用螺旋撑开夹板固定、理疗、系列石膏管型及麻醉下手法推拿等。
2. 手术治疗　行肘关节松解、外固定架固定术。

第二节　护　理

一、术前护理要点

同创伤骨科一般术前护理。

二、术后护理要点

1. 同创伤骨科一般术后护理。
2. 功能锻炼
（1）原因：术后康复使运动的功能弧恢复，使肌力得以恢复，并使患者能恢复日常活动。
（2）具体措施
①术后 24～48h 开始进行患肢手指的屈伸活动及患肢肘关节的屈伸活动。

　　②术后 1 ～ 2 周，患者可根据自身情况平卧于床上，利用患肢自身重力作用进行患肢肘关节的主动或被动屈伸活动，每天 3 次，每次 30min。

　　③术后 2 周以后，患者身体状况允许的情况下可蹲于或坐于床边，将患肢置于床上，进行患肢肘关节的主动或被动屈伸活动，每天 3 ～ 4 次，每次 30 ～ 60min。

第七章　膝关节僵硬

【关键词】　膝关节僵硬
【**Key Words**】　stiffness of knee joint

第一节　概　述

膝关节僵硬是多种原因所致的膝关节功能障碍，由于膝关节可能僵硬于屈曲或屈曲外旋和外翻位，或处于完全伸直位，故又分为屈曲性僵硬和伸直性僵硬。

一、解剖

膝关节包括股骨下端和胫骨上端构成的内侧和外侧胫股关节，以及由髌骨和股骨滑车构成的髌股关节（图 7-1）。

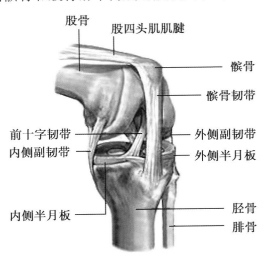

图 7-1　膝关节解剖示意图

二、临床表现

膝关节僵硬表现为膝关节屈曲畸形及伸直功能障碍。

三、治疗

1．非手术治疗 对膝关节屈曲性畸形较轻或持续时间较短者，可通过牵引、矫形夹板或设计的支架逐渐矫正，效果满意。这些措施也可用于术前准备，使手术范围减少，或术后应用使手术矫正的程度增加。

2．手术治疗 非手术治疗效果不好，或病程长且膝关节屈曲严重的患者，应考虑手术治疗，根据病情选用前交叉韧带切断术、松解膝后的挛缩结构或截骨术。

四、膝关节活动度评估标准

根据 Judet 评定标准：关节活动度 $> 100°$ 为优，$80° \sim 100°$ 为良，$50° \sim 80°$ 为可，$< 50°$ 为差。

第二节 护 理

一、术前护理要点

同创伤骨科一般术前护理。

二、术后护理要点

1．同创伤骨科一般术后护理。

2．严密观察患者引流情况，预防伤口的感染。

（1）原因：患者手术部分引流管引流不畅时，引起皮下血肿，增加感染的风险。

（2）具体措施：注意观察患者负压引流管的工作状态、引流量及局部有无渗血、出血。术后前 3 天，应每日更换消毒纱布，以后每隔 $2 \sim 3$ 天更换一次。更换纱布时，注意观察切口处有无渗出物，有无红肿等感染迹象，术后 24h 内引流液少于 50ml 时拔除引流管。

3．功能锻炼

（1）原因：有效的功能锻炼能够恢复膝关节的活动度，防止再次僵硬的发生。

（2）具体措施

①术后第 1 天，将患肢置于 CPM 机上，将角度调整为 40°～50°，练习 10min。

②从术后第 2 天开始，加大练习的角度，每次时间为 1h。

③嘱患者将患膝置于床沿自行压腿屈膝行被动功能锻炼，3 个月内避免暴力屈膝锻炼，防止术后再骨折。

骨筋膜室综合征　第八章

【关键词】 骨筋膜室；负压封闭引流；肌肉坏死；疼痛

【Key Words】 osteofascial compartment；vacuun sealing drainage；muscular death；pain

第一节　概　述

一、疾病概述

四肢的肌肉和神经都处于由筋膜形成的间隔区之中，这是一个闭合的空间。当其中的压力增加时，会影响血液循环及组织功能，最后导致肌肉坏死、神经麻痹，严重时可引起肾衰竭而死亡，该种病变称为骨筋膜室综合征。

二、临床表现

1．前臂骨筋膜室综合征

（1）发生在背侧时，局部组织紧张，有压痛，伸拇及伸指肌无力，被动屈曲拇指或手指时引起疼痛。

（2）发生在掌侧时，组织紧张，前臂掌侧有压痛，屈拇和屈指肌无力，被动伸拇和伸指均引起疼痛，尺神经及正中神经分布的皮肤感觉丧失。

2．小腿各筋膜室综合征

（1）前侧骨筋膜室：内有伸趾肌、伸踝肌、腓深神经。当间隔区压力上升时，除小腿前侧有组织紧张及压痛外（有时红肿），可有腓神经深支分布的皮肤感觉丧失，伸趾肌及胫前肌无力，被动屈趾引起疼痛。

（2）外侧骨筋膜室：内有腓骨肌群、腓浅神经。此间隙受压，足不能外翻，足背皮肤感觉消失。内翻足部时引起疼痛，局部皮肤紧张及压痛表现在小腿外侧腓骨上。

（3）小腿后浅筋膜室：内有比目鱼肌、腓肠肌。此间隙受压多见于股动、静脉或腘动、静脉损伤而仅修复动脉者。体征表现为强直性马蹄足畸形，背屈踝关节时引起上述肌肉的疼痛，小腿后方有肿胀及压痛。

（4）小腿后深筋膜室：内有屈趾肌、胫后肌、胫后动脉、胫后神经。此间隙受压则屈趾肌及胫后肌无力，伸趾时引起疼痛。胫后神经分布的皮肤感觉丧失。在小腿远端内侧，跟腱与胫骨之间的组织紧张，并有压痛。

骨筋膜室综合征患者，其体温可能升高，白细胞计数增加，红细胞沉降率也可能加快，但不一定说明患者有感染。

骨筋膜室综合征为一种发展性疾患，刚发生时可能症状不明显，遇到可疑情况，应密切观察，多作检查，以便早期确诊，并及时采取治疗措施。

三、治疗

早期彻底切开受累骨筋膜室的筋膜，是防止肌肉和神经发生坏死及永久性功能损害的唯一有效办法。任何抬高患肢、用冰袋降温、从外面加压及观察等待，只能加重肌肉坏死。

第二节　护　理

一、术前护理要点

1．疼痛的观察与护理

（1）原因：骨筋膜室综合征早期，患者多表现为不同程度的被动牵拉痛，而晚期缺血严重，神经功能丧失后，感觉消失，无疼痛感。注意鉴别是原发伤引起的疼痛，还是肌肉缺血引起的疼痛。前者可通过复位和固定使疼痛逐渐减轻，而后者表现为受累肌肉被动牵拉痛或肢体远端痛，多表现为静止时仍存在疼痛。

（2）具体措施：仔细观察并鉴别疼痛的原因，并反复对其进行评估，及时与医生沟通。

2．观察和监测远端脉搏及毛细血管充盈时间

（1）原因：受累间隔内肌力减弱、组织肿胀，都会使动脉与皮肤距离增大，脉搏相对减弱。若脉搏真正消失，则可能是血管损伤或晚期骨筋膜室综合征导致的动脉闭塞。

（2）具体措施：对骨筋膜室综合征保持高度敏感，仔细观察肢体远端的动脉搏动和毛细血管充盈情况，结合其他临床表现，综合分析后，及时报告医生，行清创、减压术。

3．完善术前检查

（1）原因：骨筋膜室可引起全身的创伤反应，血中可出现肌酸磷酸激酶、乳酸脱氢酶、谷草转氨酶等上升，尿中出现肌球蛋白、尿隐血试验阳性。

（2）具体措施：正确留取血、尿的样本，及时送检，结果回报后及时与医生进行沟通。

二、术后护理要点

1．负压封闭引流（vacuun sealing drainage，VSD）的护理

（1）原因：保证引流的有效性和通畅性能够合理减轻肢体筋膜室内压力，促进康复。

（2）具体措施

1）妥善固定，保护创面及局部皮肤的清洁、干燥。

2）保持局部密闭状态，观察创面呈真空状态，透明材料皱缩为封闭良好。保持持续负压吸引，压力维持在 0.04 ～ 0.06MPa。引流不畅时及时通知医生，并配合医生进行处理。

3）观察引流液的颜色及量，如引流液为鲜红色，1h 内超过 200ml，提示有活动性出血应终止吸引，立即通知医生。

4）预防感染

①保持有效的负压吸引，VSD 专用吸引机负压瓶内的引流液超过 1/2 时应及时倾倒。操作时先夹管再分离负压吸引器，防止引流液逆行感染。负压瓶为一次性使用，使用完毕后废弃为医疗垃圾。

②使用 VSD 术后 3 日内，每日 4 次监测体温。体温异常应注意监测白细胞计数。

③保持病室空气新鲜，保持患者床单元整洁、平整、无渣屑。

④在需要进行管路冲洗时，指导患者或陪护人员尽量不要牵扯、压迫、折叠冲洗管，保持冲洗通畅。护理人员准确记录冲洗液量、引流液量和性质。

2．疼痛管理

（1）原因：术后尚存在减压不彻底的可能，因而仍应密切观察患者的疼痛情况。

（2）具体措施：详见本篇第二章。

截肢术　第九章

【关键词】　截肢；幻肢痛；心理疏导
【Key Words】　amputation；plantom limb pain；psychological counseling

第一节　概　述

一、概述

截肢是通过手术切除失去生存能力、没有生理功能、危害人体生命的部分或全部肢体，以挽救患者的生命。

二、致伤机制

创伤性断肢（traumatic amputation）及毁损性开放性损伤、火器伤造成的肢体损伤，肢体能否保留，与血管、神经能否修复和断肢有直接关系。同时，伤肢可否保留和保留后有无功能，是严重四肢创伤急诊处理中首先应考虑的问题。一般主张如果主要血管损伤无法修复，或皮肤、肌肉、骨骼、神经等四种组织中，两种以上无法修复者，应果断采取措施急诊截肢。

第二节　术后护理

一、截肢后残端的观察与护理

1. 原因　术后残端有大量出血的可能，应仔细观察，积极预防。

2．具体措施

（1）每日观察残端皮肤，注意有无压痛、发红或其他皮肤受到刺激或撕裂现象。嘱患者不可在残端贴胶布，以免引起皮肤糜烂。

（2）残端妥善包扎，骨凸部应用棉垫衬护，弹力绷带包扎不可过紧，以免引起远端缺血、疼痛、水肿等不适。

（3）观察伤口渗血、渗液情况，发现渗血较多时，及时通知医生。

（4）观察伤口引流情况，伤口引流液每小时＞100ml时及时通知医生。根据伤口引流的拔管指征，配合医生拔除引流管。

（5）术后在床头备1根橡皮止血带，以便大出血时及时止血，如髋关节离断术后，应防止股动脉出血，床旁备砂袋，以便及时压迫止血。

二、疼痛的护理

1．原因　截肢患者麻醉恢复后，以及手术后很长时间内对失去的肢体存在幻觉，以远端部分更为清晰，此称之为幻肢痛。发生幻肢痛的患者，应用止痛药物效果甚微。此外，患者患肢的残端也存在术后伤口痛。

2．具体措施

（1）伤口痛的护理措施见第一篇第二章。

（2）指导患者放松，如深呼吸、听音乐等，转移对伤口的注意力。

（3）指导患者放松肌肉，减少肌肉的异常收缩。指导患者用手有节律地叩击残肢末端，时间和轻重程度由患者自己掌握，拍打可以使残端传送新的末梢部神经冲动以减轻疼痛，同时减轻感觉过敏，使患者从触觉的感受中体会并认可肢体已经缺失这一事实。

（4）夜间为患者创造安静的睡眠环境。

（5）积极对患者进行心理疏导，了解患者内心的感受，有针对性地进行护理。

三、功能锻炼

1．原因　防止肌肉萎缩，做好患肢残端的塑形，为安装假肢做好准备。

2．具体措施

（1）截肢后应鼓励患者早日床上坐起或离床进行残肢运动训练，一般上肢截肢 1 ～ 2 天后可离床活动；下肢截肢 2 ～ 3 天后练习床上坐起；全身情况好者，可在术后 5 ～ 6 天开始扶拐离床活动。练习呼吸运动、健肢运动和残肢近侧部分肌肉运动。上臂截肢加强背部、胸部和肩部肌肉锻炼，大腿截肢可加强臀肌和腹肌锻炼，小腿截肢可加强股四头肌锻炼。伤口愈合后应予经常性均匀压迫，促进残端软组织收缩，可对残端进行按摩、拍打，用残端踩蹬物品由软到硬，并逐渐增加残端负重。通常残肢于 2 ～ 3 个月缩于原来肢体患肢大小，以适合穿戴假肢。

（2）拆线后可立即进行残肢肌肉的运动，抗阻力运动，截肢侧关节活动练习和施加按摩，上臂可做广播体操，下肢行仰卧位锻炼，每天多次，每次 15 ～ 20min，循序渐进逐渐加大活动度。

（3）可遵医嘱在运动前 30min 给予止痛剂，使患者愿意执行常规锻炼运动。

四、出院指导

1．给患者发放出院指导卡。

2．针对性地给予患者心理支持，为患者出院后适应社会和工作打下良好的基础。鼓励患者加强功能锻炼，增强体质，争取早日回归社会，恢复力所能及的工作。做好社会及家庭爱护尊重残障人士的宣传，让人人都关心、帮助伤残人，绝不能歧视、慢怠、冷落等，避免加重患者不良心态反应。

3．告知患者办理出院的手续、地点及相关事宜。

4．告知患者拆线、复查、复印病历的时间、地点。

5．如发现残肢疼痛、皮肤溃疡等，及时到医院就诊。

6．根据不同部位为患者选合适的假肢，帮助指导装卸并将假肢使用注意事项（如假肢的保养、保洁、穿戴中有无不适情况）给患者讲清楚，以便于保护及调整。

7. 指导患者继续遵照住院期间的饮食注意事项。

第二篇

肩部骨折的护理

【关键词】 锁骨骨折
【Key Words】 clavicular fracture

第一节　概　述

　　锁骨位于胸廓前上方，呈横 S 形，是联系上肢与躯干的支架。骨折主要为间接暴力所致，常为跌倒时肩部着地或以手撑地而引起，大多发生在中 1/3 与外 1/3 交界处，多见于青壮年及儿童。锁骨骨折的 X 线表现如图 10-1 所示。

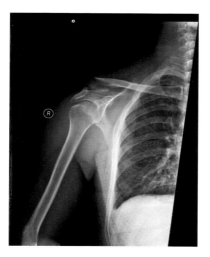

图 10-1　锁骨骨折 X 线片

一、解剖

从前面观察锁骨外形近似于直形，而从上面观察呈"S"形。锁骨有两个弯曲，外侧弯曲凹向后方，而内侧弯曲凸向前方。成人的锁骨较致密，呈蜂窝状，缺乏良好的髓腔结构。锁骨中 1/3 皮质增厚，对通过锁骨下方的血管神经起保护作用。新鲜锁骨骨折时可直接损伤神经和血管。锁骨骨折发生畸形愈合或不愈合，或有大量骨痂产生时亦可影响血管神经的功能。

锁骨的主要功能为：①连接上肢与躯干；②参与肩胛骨的活动；③锁骨是许多肌肉的附着点；④保护血管神经；⑤参与呼吸功能；⑥维持颈、肩部良好的外形。

二、临床表现

患者常有明确外伤史，局部疼痛、肿胀，锁骨上下窝变浅、消失，骨折处异常隆起、功能障碍，患肩下垂并向前内侧倾斜。患者常用健肢托住患肘，以对抗重力；头侧向患侧，下颌转向健侧，以放松胸锁乳突肌的牵拉。体检时要检查整个上肢，要特别注意有无血管、神经损伤的表现。

三、治疗

（一）处理原则

大部分锁骨骨折采取保守治疗。治疗锁骨骨折的目的是获得骨折愈合的同时，尽可能地降低死亡率，减少功能损失及残存畸形。手术治疗形式包括：髓内固定，钢板固定，外固定架固定术。锁骨骨折的合理治疗方法取决于以下因素：年龄、健康状况、骨折部位及合并损伤。锁骨骨折术后 X 线片如图 10-2 所示。

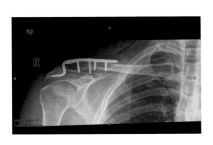

图 10-2　锁骨骨折术后 X 线片

（二）并发症

1．不愈合

（1）原因：影响因素为：①不适当的制动时间；②创伤程度；③再骨折；④骨折部位；⑤不适当的手术。

（2）处理：由于不愈合引发疼痛，肩关节力弱、功能受限，合并神经症状是手术的指征。比较一致的观点是采取切开复位内固定并植骨的方法治疗。

2．畸形愈合　因儿童有很强的塑形能力，所以儿童锁骨骨折后出现短缩或成角畸形并不会产生功能障碍；而成人骨折后塑形能力差，短缩和成角常引起外观上的畸形，但很少影响功能。

3．血管神经损伤

（1）原因：骨折早期并发血管神经损伤的可能性较低，在一些罕见情况下如锁骨分叉或锁骨弯度变直可导致血管神经的压迫症状；锁骨骨折晚期则可能由于骨痂的大量生长或明显的成角畸形造成锁骨下血管、颈动脉及臂丛神经卡压症状。

（2）处理：一旦发生此种情况，常需手术解压。

4．创伤性关节炎

（1）原因：锁骨骨折后的创伤性关节炎往往发生在锁骨外1/3 骨折后的肩锁关节，主要是暴力在创伤的瞬间对该关节的破坏所致。还有一部分是由于骨折涉及关节面。

（2）处理：患者的症状可以在局部注射利多卡因后缓解。保守治疗的办法为服用非甾体消炎镇痛药，如果症状严重可以考虑手术治疗。

第二节　护　理

一、术前护理要点

1．同创伤骨科一般术前护理。

2．体位

（1）原因：保持两肩后伸、外展，有利于维持良好的复位位置。

（2）具体措施：复位固定后，站立时保持挺胸提肩，两手叉腰，卧位时应去枕仰卧于硬板床上，两肩胛骨中间垫一窄枕。

3．术前功能锻炼

（1）原因：功能锻炼能够促进上肢的血液循环，改善受伤局部的血液供应。

（2）具体措施：术前可进行上肢手指、腕、肘关节的主动功能锻炼，并鼓励患者在病情允许时，进行适当的离床活动。

①手部锻炼：缓慢用力握拳，持续 5～10s，放松后缓慢用力伸直手指，持续 5～10s；反复练习 5～10 次为一组，每日练习 3～4 组。

②腕关节锻炼：双手对掌练习背伸动作。

③肘关节锻炼：肩关节中立位，进行肘关节屈伸运动。

④禁忌肩前屈、内收等动作。

二、术后护理要点

1．同创伤骨科一般术后护理。

2．术后功能锻炼

（1）原因：术后的功能锻炼能够促进上肢的肿胀消退，同时有效避免肌肉的萎缩和促进骨折的愈合。

（2）具体措施

①麻醉作用消失后，可鼓励患者进行手指屈伸练习。

②术后第一天，平卧位进行手部及腕、肘关节的活动，如手指、腕、肘关节伸屈运动，每日 2～3 次，每次 5～10min，因人而异，不感疲劳为宜。

③术后第 2～3 天，坐位或站立位进行手指、腕、肘关节伸屈运动。坐起时使用吊带保护患肢。

④锁骨中 1/3 骨折的患者：术后需用吊带保护 4～6 周，早期可进行肩袖等肌肉的收缩练习，3 周后可以在保护下进行一定范围的肩关节活动，较大范围的活动则需手术后 4～6 周进行。定期拍片观察愈合情况。患者出现临床和放射学愈合后，且肩关节活动范围接近正常时，可进行体育活动，获得坚固的骨性愈合则需要 4～6 个月的时间。

⑤锁骨外 1/3 骨折的患者：改良 Knowles 针固定术后，需吊带保护 4 ～ 6 周。早期进行肌肉收缩练习，3 周后进行肩关节的功能活动，固定针可在 X 线片显示有早期愈合时拔除（在 6 ～ 8 周）。

第十一章 肱骨近端骨折

【关键词】 肱骨近端骨折；冰冻肩

【Key Words】 fracture of the proximal humerus；frozen shoulder

第一节 概 述

肱骨近端骨折可发生在任何年龄段，但最常见于老年患者，其发生与骨质疏松有关。自 1970 年 Neer 提出根据骨折块多少、错位情况进行分类以来，治疗手段开始多样化，但由于预后不佳，常残留不同程度的肩关节功能障碍，人们对其研究越来越多。

一、解 剖

肱骨近端包括大结节、小结节、肱骨头、肱骨干及二头肌腱沟，其中肱骨头关节面下方至大小结节上方连线之间为解剖颈，大、小结节下方连线至胸大肌止点上方为外科颈。肱骨近端有丰富的血运供应，肱骨头血供主要来自旋肱前、后动脉。腋动脉自第一肋外缘处续于锁骨下动脉，穿过腋窝，至大圆肌和背阔肌的下缘，移行为肱动脉。在腋窝内腋动脉与腋静脉、臂丛神经相伴，肱骨颈骨折时易伤及腋动脉和腋神经。

二、临床表现

骨折后最明显的表现是疼痛、肿胀、活动受限，因肩部软组织较厚，畸形表现不明显。发生肱骨近端骨折时必须检查患肢的血管神经。肱骨外科颈骨折时远折端向内侧移位，可能伤及腋动脉。腋神经损伤最常见，注意检查肩外侧的皮肤感觉，但无特异性，感觉正常不能除外腋神经损伤。同时注意检查胸部损伤，有肩关节骨折脱位后肱骨头脱向胸腔的报道。对于严重暴力损伤，注意是否合并血气胸。肱骨近端骨折正位、穿胸位 X 线片如图 11-1 和图 11-2 所示。

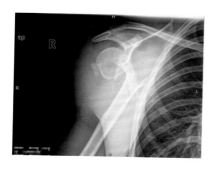

图 11-1　肱骨近端骨折
正位 X 线片

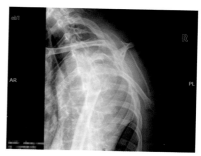

图 11-2　肱骨近端骨折
穿胸位 X 线片

三、治疗方法

（一）处理原则

对于无移位或轻度移位的肱骨近端骨折可采用保守治疗。稳定性骨折使用简单的颈腕吊带制动即可。当伤后 1 周，疼痛肿胀等症状明显好转，即可开始功能锻炼。不稳定性骨折需采用标准颈腕吊带制动。因骨折端不稳定，制动时间相应延长，直到骨折稳定，但一般不超过 2～3 周，即可开始功能锻炼，但需在医生的指导下进行。而移位较大的骨折保守效果较差，则考虑手术治疗。术式包括闭合复位内固定术、切开复位内固定术及人工关节置换术。肱骨近端骨折内固定术后正位、改良腋位 X 线片如图 11-3 和图 11-4 所示。肱骨近端骨折肩关节置换术后正位、侧位 X 线片如图 11-5 和图 11-6 所示。

（二）并发症

1．神经损伤

（1）原因：肱骨近端骨折及骨折脱位或严重创伤可造成臂丛神经损伤，其中腋神经损伤最为常见。腋神经在后束分支处

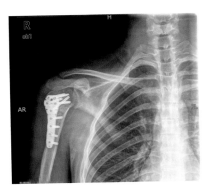

图 11-3　肱骨近端骨折内
固定术后正位 X 线片

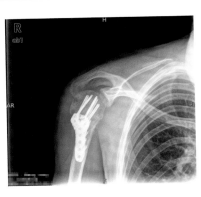

图 11-4　肱骨近端骨折内
固定术后改良腋位 X 线片

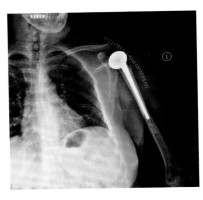

图 11-5　肱骨近端骨折肩关节
置换术后正位 X 线片

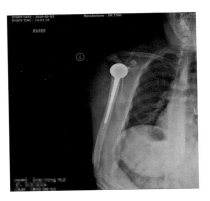

图 11-6　肱骨近端骨折肩关节
置换术后侧位 X 线片

及进入三角肌处较为固定，且走经关节囊下方与之紧密相贴，因此当肩部受到向下的牵拉、外科颈骨折或肩关节脱位时容易造成损伤。

（2）处理：肱骨近端骨折合并神经损伤者，大多数经保守治疗可恢复。在观察 2～3 个月后神经无恢复迹象的，可行手术探查。

2．血管损伤

（1）原因：交通伤或高能量损伤是造成肱骨近端骨折合并血管损伤的主要原因。对于老年患者，由于动脉硬化，血管弹性减小，很容易受到牵拉损伤，即使轻微创伤或轻微移位骨折也可造成血管损伤。在肱骨近端骨折中，最容易造成血管损伤的骨折类型为外科颈骨折。

（2）处理：肱骨近端骨折后应仔细检查肢体远端的动脉搏动及缺血情况。当确诊血管损伤后，应早期手术探查修复。有学者认为，由于侧支循环供应，虽不致造成整个肢体坏死，但因血循环供应不足，约 2/3 的患者留有上肢功能障碍。

3．不愈合　肱骨近端骨折不愈合并不多见，常与骨折粉碎程度、移位大小及治疗方法的选择有关。

4．畸形愈合

（1）原因：肱骨近端骨折畸形愈合最常见的原因是原始诊断不明确、各部位移位方向及程度判断不明确，导致错误的治疗。

（2）处理：对于肱骨近端骨折畸形愈合患者，应仔细了解其原始损伤、骨折类型及治疗经过。根据患者的年龄、功能要求程度、是否耐受手术、术后能否配合功能锻炼及是否合并不能恢复的神经损伤来决定手术方案。对于年轻、功能要求较高的患者可积极手术治疗。

5．肱骨头缺血坏死

（1）原因：肱骨头缺血坏死在临床上并不少见，除严重的创伤、复杂的手术类型、手术暴露及软组织剥离外，内固定的原则也是造成创伤后肱骨头缺血坏死的一个原因。

（2）处理：创伤后股骨头缺血坏死的主要临床表现为肩关节疼痛、活动障碍，当伴有大小结节畸形愈合及盂肱关节骨性关节炎时，症状更为突出，一般需人工关节置换来缓解疼痛、改善功能。也有文献认为，即使肱骨头缺血坏死，盂肱关节保持完整，大小结节在正常的解剖位置愈合，肩关节也可以有良好的功能。

6．"冰冻肩"

（1）原因：骨折后或手术后缺少适当的肩关节功能锻炼，导致肩关节活动范围严重受限。

（2）处理：一般可在麻醉下推拿，效果不满意的患者，可手术松解，术后正确指导功能锻炼。

第二节　护　理

一、术前护理要点

1. 同创伤骨科一般术前护理。

2. 体位

（1）原因：正确使用颈腕吊带，制动患肢，可避免骨折断端移位造成血管、神经损伤，并减轻疼痛。

（2）具体措施：前臂屈曲90°，悬吊肢体固定于胸壁前，以起到扶托作用并注意暴露手指以便观察血运。

3. 肿胀护理

（1）原因：骨折及损伤可引起组织液回流障碍，导致患肢肿胀。

（2）具体措施

①损伤早期遵医嘱肢体局部冷敷，可使局部血管收缩，以达到止血和减少渗出的效果。冷敷期间加强巡视，以免发生冻伤。

②适当给予患肢抬高，以促进静脉血液回流，减轻患肢肿胀和疼痛。

③可进行手指的屈伸活动，以及肘、腕关节主动功能锻炼，以加速血液循环，促进肿胀消退。

④遵医嘱使用消肿药物，并观察用药反应。常用药物为β-七叶皂苷钠、甘露醇。

4. 术前功能锻炼

（1）原因：术前功能锻炼能有效促进患肢肿胀的消退，同时避免因活动过少引起的"冰冻肩"。

（2）具体措施：可进行手指的屈伸活动，及肘、腕关节主动功能锻炼。

①手部锻炼：缓慢用力握拳，持续5～10s，放松后缓慢用力伸直手指，持续5～10s；反复练习5～10次为一组，每日练习3～4组。

②腕关节锻炼：双手对掌练习背伸动作。

③肘关节锻炼：肩关节中立位，进行肘关节屈伸运动。

二、术后护理要点

1．同创伤骨科一般术后护理。

2．体位

（1）原因：保持患肢的位置，利于静脉的回流和肿胀的消退。

（2）具体措施：患者平卧位时，将患肢用气垫抬高；患者离床活动时，患肢使用吊带悬吊，从而保护患肢，维持关节于功能位。

3．术后功能锻炼

（1）原因：术后功能锻炼能促进血液循环，有利于肿胀的消退，有效避免肩关节关节囊、韧带等软组织的粘连和促进骨折愈合。

（2）具体措施

①术后鼓励患者进行手指屈伸运动、双手对掌练习。

②取平卧位，做前臂抬举、外旋等被动锻炼。

③术侧上臂靠近胸壁，屈肘90°做外展、抬举动作，每个动作持续时间10s，每次做5～10个，每日2次，以后根据患者的耐受程度逐渐增加至每次做20个，每日2次。

④钟摆样锻炼，在手术1周后可在颈腕吊带下进行被动锻炼。对手术固定较牢固的患者，术后1～2天即可开始。主要进行钟摆样锻炼及在医生帮助下进行前屈外旋锻炼，4周后可进行肌肉等长收缩锻炼。

⑤术后4～6周：此阶段为被动功能锻炼，以增加活动范围为主，尽量减少关节囊、韧带等软组织粘连。对无移位或轻微移位骨折和经闭合复位后的稳定骨折，在1周后即可开始被动功能锻炼。早期进行钟摆样锻炼（可在颈腕吊带下）。随症状好转，进行外旋锻炼。3周后骨折进一步稳定，在医生的帮助下进行前屈锻炼。

⑥术后4～6周至3个月：此阶段为主动功能锻炼，一般在X线下出现愈合迹象后开始，逐步增加三角肌及肩袖肌力。主要在仰卧下主动前屈。注意保持屈肘位以减少上肢重力，利于前屈锻炼。后逐步在坐位或站立位下进行。可利用橡皮带增加内外旋锻炼。可鼓励患者双手抱头，进行上肢外展外旋锻

炼。

　　⑦术后 3 个月后：主要加强活动范围和力量锻炼。上肢可倚于墙上，用力加强前屈，以伸展肩关节。3 个月后逐步开始力量锻炼。

第三篇

上肢骨折的护理

肱骨干骨折 第十二章

【关键词】 肱骨干骨折；桡神经损伤；垂腕

【Key Words】 fracture of humeral shaft；radial nerve injury；wrist drop

第一节 概 述

肱骨干骨折是较为常见的骨折，约占所有骨折的 3%。

一、解剖

肱骨干是一个长管状骨，上部较粗，自中 1/3 以下逐渐变细至下 1/3 渐成扁平状。上臂内侧有肱动脉、肱静脉、正中神经、尺神经等。桡神经自肱骨后方绕至其外侧下行，至肱骨中下 1/3 外侧髁上嵴部位。当肱骨中下 1/3 骨折时，易伤及此神经。

二、临床表现

肱骨干骨折患者常主诉上臂疼痛、肿胀及畸形，有反常活动和骨擦感。无移位的骨折患者的临床症状有时很轻。约有 18% 的肱骨干骨折合并桡神经损伤，最常见的是中段骨折或远 1/3 斜形骨折，表现为患肢垂腕、垂指、伸腕肌力下降、手的桡侧感觉迟钝或消失。肱骨干骨折正位、侧位 X 线片如图 12-1 和图 12-2 所示。

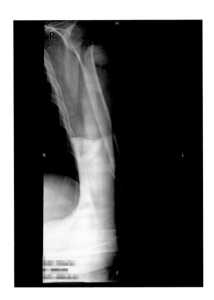

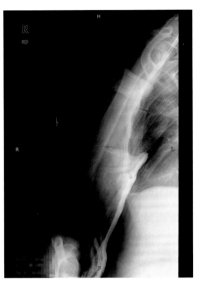

图 12-1　肱骨干骨折正位 　　　　图 12-2　肱骨干骨折侧位
　　　　　X 线片 　　　　　　　　　　　　X 线片

三、治疗

　　肱骨干骨折的治疗目的是取得骨性愈合，获得良好的对线复位及恢复患者伤前的功能。有很多治疗肱骨干骨折的方法，非手术治疗或手术治疗都能获得很好的效果。因此，选择治疗方法时应考虑多种因素，包括患者的年龄、并发症、软组织情况及骨折类型。肱骨干骨折术后正位、侧位 X 线片如图 12-3 和图 12-4 所示。

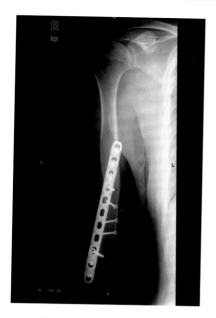
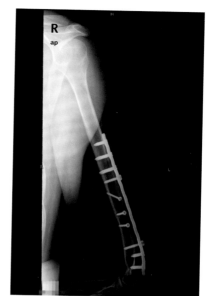

图 12-3　肱骨干骨折术后
正位 X 线片

图 12-4　肱骨干骨折术后
侧位 X 线片

第二节　护　理

一、术前护理要点

1．同创伤骨科一般术前护理。

2．保护患肢

（1）原因：由于桡神经在肱骨中段的解剖位置关系，肱骨干骨折有时会造成桡神经损伤，甚至在搬运过程中引起桡神经的损伤。肱骨干中下 1/3 骨折处多由间接暴力所致，大多有成角移位，此处骨折最易导致桡神经损伤，表现为垂腕畸形。桡神经损伤大多为挫伤，一般在 3 个月内都能恢复正常。

（2）具体措施

①为防止桡神经的进一步损伤，术前患肢应置屈肘位，可用软枕垫起，使损伤组织处于无张力状态。

②搬动伤肢时两手分别托住肩关节和肘关节。

③尽量不在患肢上使用止血带、输液，以免加重桡神经的缺血、缺氧，不利于神经功能的恢复。

二、术后护理要点

1．同创伤骨科一般术后护理。

2．功能锻炼

（1）原因：术后的功能锻炼能够促进上肢的肿胀消退，同时有效避免肌肉的萎缩、肘关节的僵硬和促进骨折的愈合。

（2）具体措施

①伤后患肢手、腕关节的活动即刻就应开始。

②肩肘关节活动随着患者疼痛减轻应尽早开始。

③伸屈肩、肘关节：健侧手握住患侧腕部，使患肢向前伸展，再屈肘后伸上臂。

④旋转肩关节：身体向前倾斜，屈肘90°，使上臂与地面垂直，以健手握患侧腕部，做画圆圈动作。

⑤双臂上举：两手置于胸前，十指相扣，屈肘45°，用健肢带动患肢，先使肘屈曲120°，逐渐双上臂同时上举，再慢慢放回原处。

肱骨髁间骨折 第十三章

第一节 概 述

肱骨髁间骨折是肘关节的一种严重损伤，好发于青、壮年。

一、解剖

肱骨的关节端，内侧为滑车，即内髁，为前臂屈肌腱附着部；外侧为肱骨小头，即外髁，为前臂伸肌腱附着处。肱骨髁间骨折是指肱骨远端内外髁之间的骨折。

二、临床表现

肘关节剧烈疼痛，压痛广泛，肿胀明显并伴有畸形。

肱骨髁间骨折正位、侧位 X 线片如图 13-1 和图 13-2 所示。

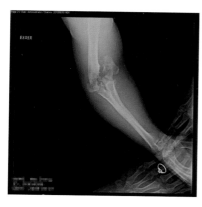

图 13-1 肱骨髁间骨折正位 X 线片

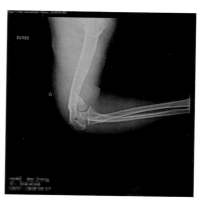

图 13-2 肱骨髁间骨折侧位 X 线片

三、治疗

手法复位及尺骨鹰嘴克氏针持续牵引，对多数骨折可获得一定的效果。青壮年的不稳定骨折，手法复位失败者及某些新鲜的开放性骨折等，可采取切开复位内固定治疗。

肱骨髁间骨折术后正位、侧位 X 线片图 13-3 和图 13-4 所示。

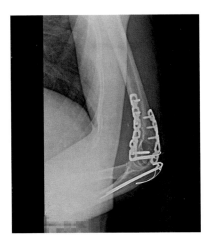

图 13-3　肱骨髁间骨
折术后正位 X 线片

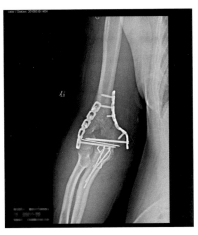

图 13-4　肱骨髁间骨
折术后侧位 X 线片

第二节　护　理

一、术前护理要点

1．患肢的观察与护理

（1）原因：患肢的观察和护理有利于早期发现有无血管、神经损伤的表现。

（2）具体措施

①观察患者患肢的肿胀程度、血液循环情况，注意观察手指末梢皮肤的颜色、温度、桡动脉搏动情况，手指的屈伸活动、感觉情况。如出现手部皮肤苍白、皮温降低、麻木，则是血管受压或损伤的征兆，应及时处理。

②协助患者患肢下垫软枕或靠垫，以抬高患肢高于心脏 20～30cm，保证患者的舒适性。

③患肢肿胀较重时，给予患肢持续冰敷，并注意避免外敷料、支具的过度卡压。

④神经损伤的观察：观察有无正中神经、桡神经、尺神经损伤症状。正中神经损伤表现为拇指对掌动作丧失，拇指、示指、中指末节屈曲功能丧失呈"裙子"状。患肢的大鱼际肌群萎缩。拇指、示指、中指及环指一半掌面及诸指末节背面感觉消失。尺神经损伤表现为患肢出现小指、环指指间关节不能伸直，以及典型的"爪形"畸形。桡神经损伤可出现垂腕、伸指及拇指外展功能丧失，手背面皮肤感觉消失。如有上述神经损伤症状应及时报告处理。

2．支具的护理和骨筋膜室综合征的预防

（1）原因：应用支具的患者应注意防止因支具边缘卡压而引起的皮肤受损及血液循环不畅。

（2）具体措施：检查支具的边缘，注意询问患者的感受，如有卡压，应及时协助解除，并通知支具室技术人员，协助调整，直至舒适。如肢体出现进行性肿胀、疼痛加剧、麻木、皮肤发紫，出现张力性水疱，手指屈伸受限时，应立即通知医生，协助医生去除一切固定，解除压迫。

告知患者颈腕吊带的作用及重要性，教会患者正确使用颈腕吊带。

3．疼痛管理　详见第一篇相关章节。

4．功能锻炼

（1）原因：功能锻炼有助于肢体功能的恢复。

（2）具体措施：

①术前的肌肉力量训练：握拳及手指伸直训练，握拳 10s，伸直 10s，≥300 次 / 天，以患者能耐受为主。给予颈腕吊带抬高患肢，利于血液回流，减轻肿胀，并做肩前后、左右摆动练习。

②功能锻炼须遵循循序渐进、由被动到主动、由易到难的原则。

二、术后护理要点

1．患肢的观察与护理

（1）查看患者患肢的肿胀程度、血液循环情况，注意观察手指末梢皮肤的颜色、温度、动脉搏动情况，手指的感觉、屈伸活动情况。

（2）根据患者患肢的肿胀程度：患肢肿胀较轻时，协助患者患肢下垫软枕，使患肢高于心脏 20 ～ 30cm，保证患者的舒适性；患肢肿胀较重时，遵医嘱给予患肢持续冰敷，并注意避免外敷料、支具的过度卡压。

（3）观察伤口渗血、渗液情况。发现渗血较多时，及时通知医生进行相应处理。

（4）观察伤口引流情况，伤口引流液每小时 > 100ml 时及时通知医生。根据伤口引流的拔管指征，配合医生拔除引流管。

2．疼痛管理　详见第一篇相关章节。

3．功能锻炼

（1）患者复位及固定后当日，护士开始指导其做握拳、伸指练习，第 2 天增加腕关节屈伸练习。患肢给予颈腕吊带胸前悬挂位，做肩前后、左右摆动练习。1 周后指导其增加肩部主动练习，包括肩屈、伸、内收、外展与耸肩，并逐渐增加其运动幅度。

（2）患者骨折固定去除后，护士则可告知其增加关节活动范围的主动练习，包括肘关节屈、伸、前臂旋前和旋后练习，2 组 / 天，30 ～ 50 次 / 组，恢复肘关节活动度的练习，防止肘关节的僵硬。锻炼过程中动作要轻柔，以患者主动锻炼为主，不引起剧烈疼痛为度。

4．出院指导　详见第一篇相关章节。

尺桡骨骨折 第十四章

【关键词】 尺桡骨骨折
【Key Words】 radius and ulna fracture

第一节 概 述

尺桡骨骨折又称前臂双骨折，常见于青少年，其发生率在前臂骨折中仅次于桡骨远端骨折而居于第二位。

一、解剖

尺、桡骨在近端通过肘关节囊和环状韧带联系在一起，远端通过腕关节囊、掌背韧带以及纤维软骨关节盘相联系。前臂为双骨，在前臂的屈肌和伸肌之间，有强韧的纤维间隔将肌肉组织分隔，并多附着于骨干，肌肉外层为肢体筋膜所包绕，因而筋膜间隔与骨之间形成相对密闭的骨筋膜室，室内容纳肌肉、血管与神经。

二、临床表现

临床表现主要包括疼痛、畸形、活动受限。如为开放性骨折，可有神经和血管损伤的表现。由于前臂解剖的特殊性，如前臂肿胀且张力大，可能已经发生骨筋膜室综合征或在进展中。判定骨筋膜室综合征最有价值的是检查手指被动伸直活动，如果被动伸直手指时，出现前臂疼痛或疼痛加剧，则很可能存在骨筋膜室综合征，而桡动脉搏动存在并不能排除骨筋膜室综合征的可能性。如果患者失去感觉或不配合，需测定骨筋膜室内压力以除外骨筋膜室综合征的可能。尺桡骨骨折X线片如图 14-1 所示。

三、治疗

手术治疗适应证包括：①开放性骨折在 8 小时以内者，或软组织损伤严重者；②多发骨折；③手法复位失败者；④对位不良的陈旧性骨折；⑤火器伤所致骨折，伤口愈合端未达到功能复位者。该部分患者手术应尽早进行，最好在伤后的 24 ～ 48 小时内，行切开复位内固定术。

尺桡骨骨折术后 X 线片如图 14-2 所示。

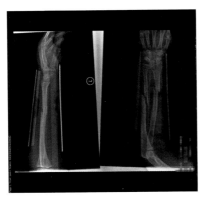

图 14-1　尺桡骨骨折 X 线片

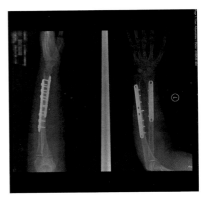

图 14-2　尺桡骨骨折术后 X 线片

第二节　护　理

一、术前护理要点

1．患肢的护理

（1）原因：由于前臂双骨的结构和骨筋膜室分布的特点，当筋膜室内肌肉出血、肿胀或因外部因素而引起骨筋膜室容积减小时，会引起骨筋膜室综合征，因而应注意观察患肢的血运、感觉、活动等，并给予相应的护理措施。

（2）具体措施

①评估患者患肢的肿胀程度、血液循环情况。注意观察手指末梢皮肤的颜色、温度、桡动脉搏动情况，手指的屈伸活动、感觉情况。

②区分正常和异常的患肢血液循环情况：正常为手指温暖、颜色红润或接近正常。按压甲床，血管充盈度良好，感觉正常，手指能屈伸活动。

③根据患者患肢的肿胀程度采取相应的措施。患肢肿胀较轻时，协助患者将患肢抬高，高于心脏 20～30cm，利于静脉回流，减轻肿胀。指导患者保持前臂中立位，避免做旋前、旋后的动作以防止骨间隙挛缩；患肢出现张力性水疱、肿胀较重时，给予前臂悬吊抬高，使前臂垂直于床面；如患肢出现进行性肿胀，按压甲床，血管充盈度差，肤色发绀，出现"5P"征、疼痛加剧或麻木，手指活动受限，被动牵拉痛剧烈，则应警惕骨筋膜室综合征的发生，应立即通知医生，协助医生去除一切外固定，遵医嘱应用甘露醇等脱水药物，并协助做好切开减张的准备。

2．疼痛管理

（1）原因：创伤性炎症引起疼痛，疼痛管理不佳会影响患者的睡眠质量和康复进程。此外，对于尺桡骨骨折患者，疼痛程度也是反映是否发生骨筋膜室综合征的指标之一。

（2）具体措施：详见第一篇相关章节。

3．功能锻炼

（1）原因：功能锻炼能够促进静脉血液回流，既能防止肢体肿胀，又能促进肢体消肿，减少关节僵硬和肌肉萎缩的发生。

（2）具体措施

①向患者说明功能锻炼的意义、方法和原则。

②指导患者拇指贴紧掌心，用力握拳，持续 3～5s；然后放松，再用力伸直手指，再持续 3～5s，然后放松，每天锻炼 3～4 次，每次 15～20min。

③指导患者在保护好患肢的情况下，进行肩关节的适当活动。

二、术后护理要点

1．患肢的护理

（1）原因：患肢的观察和护理有利于早期发现骨筋膜室综合征的征兆，同时及时发现有无渗血过多，或血管、神经损伤的征象。

（2）具体措施

①查看患者患肢的肿胀程度、血液循环情况，注意观察手指末梢皮肤的颜色、温度、桡动脉搏动情况，手指的屈伸活动、感觉情况。

②根据患者患肢的肿胀程度，患肢肿胀较轻时，协助患者患肢下垫软枕，使患肢高于心脏 20～30cm，利于静脉回流；指导患者保持前臂中立位，避免做旋前、旋后的动作。患肢肿胀较重时，给予前臂悬吊抬高，前臂垂直于床面；如肢体出现进行性肿胀、疼痛加剧、麻木、皮肤发紫，出现张力性水疱，手指屈伸受限，被动屈伸时疼痛加剧，应立即通知医生，协助医生去除一切固定，解除敷料，遵医嘱应用甘露醇等脱水药物，并协助做好切开减张的准备。

③观察伤口渗血、渗液情况，发现渗血较多时，及时通知医生，进行相应处理。

④观察伤口引流情况，伤口引流液每小时＞100ml 时及时通知医生。根据伤口引流的拔管指征，配合医生拔除引流管。

2．疼痛管理

（1）原因：有效避免疼痛对人体造成的危害，并能够及早发现骨筋膜室综合征。

（2）具体措施：详见第一篇相关章节。

3．功能锻炼

（1）原因：功能锻炼能够促进静脉血液回流，既能防止肢体肿胀，又能促进肢体消肿，减少关节僵硬和肌肉萎缩的发生，并在术后促进骨折的愈合。

（2）具体措施

①向患者说明功能锻炼的意义、方法和原则。

②指导患者拇指贴紧掌心，用力握拳，持续 5～10s；然

后放松，再用力伸直手指，再持续 5 ～ 10s，然后放松，每天锻炼 3 ～ 4 次，每次 15 ～ 20min。

　　③指导患者在保护好患肢的情况下，进行肩关节、肘关节、腕关节的适当活动。

第十五章　桡骨远端骨折

【关键词】　桡骨远端骨折
【Key Words】　distal radial fractures

第一节　概　述

桡骨远端骨折是骨科临床常见的骨折类型，损伤机制复杂，骨折类型多样，多见于老年人，占全身骨折的1/6。

一、解剖

桡骨远端骨折是指距桡骨远端关节面约2.5cm的松质骨骨折，是上肢中最常见的骨折，占前臂骨折的75%。桡骨干至桡骨远端逐渐变宽，呈四边形，骨皮质逐渐变薄，为松质骨所取代。

二、临床表现

根据骨折情况不同，可有不同的临床表现，主要有以下几种表现：

1. 伤后腕部疼痛，通常手和前臂明显肿胀和淤血，骨折移位明显者可见典型的"餐叉状"畸形。

2. 除骨折局部肿胀、疼痛、屈伸活动受限外，骨折远端向掌侧移位，典型病例呈"工兵铲"样畸形。

3. 伤后腕关节肿胀、疼痛、活动受限。

桡骨远端骨折正位、侧位X线片如图15-1和图15-2所示。

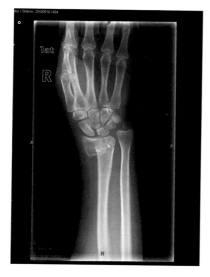

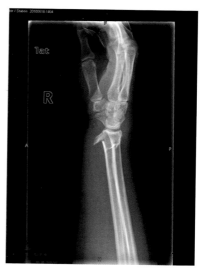

图 15-1   桡骨远端骨折正位 X 线片   图 15-2   桡骨远端骨折侧位 X 线片

三、治疗

手术适应证包括：①严重粉碎骨折，移位明显，桡骨远端关节面破坏；②不稳定骨折：手法复位失败，或复位成功，外固定不能维持复位以及嵌插骨折，导致尺、桡骨远端关节面显著不平衡者。

对于无移位或轻微移位的桡骨远端骨折可采用前臂桡背侧石膏托或夹板固定。患肢固定于中立位或轻度屈曲尺偏位，固定 4 周。

桡骨远端骨折术后正位、侧位 X 线片如图 15-3 和图 15-4 所示。

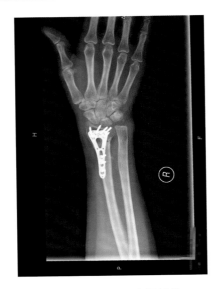 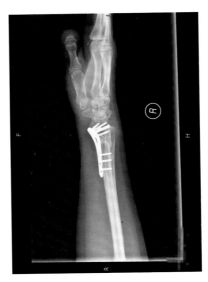

图 15-3　桡骨远端骨折术后正位 X 线片

图 15-4　桡骨远端骨折术后侧位 X 线片

第二节　护　理

一、术前护理要点

1. 患肢的护理

（1）原因：桡骨远端骨折患者术前多以前臂石膏托作为临时外固定，因而，通过对患者血运、感觉、活动的观察可反映出是否有石膏相关并发症的发生。

（2）具体措施

①查看患者患肢的肿胀程度、血液循环情况，注意观察手指末梢皮肤的颜色、温度、桡动脉搏动情况，手指的屈伸活动、感觉情况。

②根据患者患肢的肿胀程度，患肢肿胀较轻时，协助患者患肢下垫软枕，使患肢高于心脏 20 ～ 30cm，利于静脉回流；指导患者保持前臂中立位，避免做旋前、旋后的动作。患肢肿

胀较重时，给予前臂悬吊抬高，前臂垂直于床面。

③指导患者下地行走时正确佩戴颈腕吊带，或者在行走时，将受伤部位高举高于心脏。

2．疼痛管理

（1）原因：骨折后局部炎性介质的释放和组织的肿胀均可引起疼痛。

（2）具体措施：详见第一篇相关章节。

3．功能锻炼

（1）原因：桡骨远端骨折患者术前多有前臂石膏托作为临时外固定，有效的功能锻炼能够防止石膏并发症的发生，同时能促进肢体消肿，减少关节僵硬和肌肉萎缩的发生，有效避免肩手综合征的发生。

（2）具体措施

①向患者说明功能锻炼的意义、方法和原则。

②指导患者拇指贴紧掌心，用力握拳，持续 5～10s；然后放松，再用力分开五指，伸直手指，再持续 5～10s，然后放松。每天锻炼 3～4 次，每次 15～20min。

③指导患者在保护好患肢的情况下，进行肩关节的适当活动。

4．石膏的护理

（1）原因：应用石膏的患者，在保证石膏外固定作用的同时，避免石膏并发症的发生。

（2）具体措施：检查石膏边缘是否修理整齐、光滑，避免卡压、摩擦，并询问患者有无石膏压迫、卡压感。如肢体出现进行性肿胀、疼痛加剧、麻木、皮肤发紫，出现张力性水疱，手指屈伸受限时，应立即通知医生，协助医生去除一切固定，解除压迫。

二、术后护理要点

1．患肢的护理

（1）原因：术后对患者患肢血运、感觉、活动、渗血、引流的观察能够早期发现患者有无血管、神经损伤的症状。

（2）具体措施

①查看患者患肢的肿胀程度、血液循环情况，注意观察手指末梢皮肤及甲床的颜色、温度、桡动脉搏动情况，手指的屈伸活动、感觉情况。

②根据患者患肢的肿胀程度：患肢肿胀较轻时，协助患者患肢下垫软枕，使患肢高于心脏 20 ~ 30cm，利于静脉回流；指导患者保持前臂中立位，避免做旋前、旋后的动作；患肢肿胀较重时，给予前臂悬吊抬高，前臂垂直于床面。

③观察伤口渗血、渗液情况，发现渗血较多时，及时通知医生。

④观察伤口引流情况，伤口引流液每小时 > 100ml 时及时通知医生。根据伤口引流的拔管指征，配合医生拔除引流管。

2．疼痛管理

（1）原因：有效的疼痛管理能够保证患者的睡眠质量，促进康复进程。

（2）具体措施：详见第一篇相关章节。

3．功能锻炼

（1）原因：功能锻炼促进静脉血液回流，既能防止肢体肿胀，又能促进肢体消肿，减少关节僵硬和肌肉萎缩的发生。

（2）具体措施

①向患者说明功能锻炼的意义、方法和原则。

②指导患者拇指贴紧掌心，用力握拳，持续 5 ~ 10s；然后放松，再用力分开五指，伸直手指，再持续 5 ~ 10s，然后放松。每天锻炼 3 ~ 4 次，每次 15 ~ 20min。

③指导患者练习前臂旋前、旋后及背伸和掌屈。

第四篇

髋部骨折的护理

骨盆骨折 第十六章

【关键词】 失血性休克；腹膜后血肿；血管损伤；骨折；急救；护理

【Key Words】 hemorrhagic shock；retroperitoneal hematoma；vascular injury；fracture；first-aid；nursing

第一节 概 述

一、解 剖

骨盆是一个骨性环，它是由髂骨、耻骨、坐骨组成的髋骨连同骶尾骨构成的闭合骨环。骨环后方是骶髂关节，骨环前方是耻骨联合。骨盆作为躯干与下肢之间的桥梁，躯干的重量经骨盆传递至下肢，发挥着负重功能。它还具有支撑脊柱的作用。骨盆有两个承重弓：在直立位时，重力线经骶髂关节、髂骨体至两侧髋关节，为骶股弓；坐位时，重力线经骶髂关节、髂骨体、坐骨支至两侧坐骨结节，为骶坐弓。另有两个连接副弓：一个副弓经耻骨上支与耻骨联合至双侧髋关节，以连接股弓和另一个副弓；另一个副弓经坐骨升支与耻骨联合至双侧坐骨结节连接骶坐弓。骨盆骨折时，往往先折断副弓；主弓断弓时，副弓往往已先期折断。

二、临床表现

骨盆骨折的临床表现需从三方面来观察与检查，即骨盆骨折本身、骨盆骨折的并发伤与同时发生的腹腔脏器伤，后者无疑更为重要。

1．骨盆骨折本身的表现

（1）稳定性骨折多表现为局部疼痛和皮下淤血。

（2）不稳定性骨折由于骨盆失去稳定性，除疼痛外，翻身困难，甚至不能翻身。

2．合并损伤及并发症的表现

（1）可表现为轻至重度的失血性休克。

（2）直肠肛管损伤及女性生殖道损伤：伤后早期并无症状，如直肠损伤撕破腹膜，可引起腹内感染，否则仅引起盆腔感染。

（3）尿道及膀胱损伤：尿道损伤后排尿困难，尿道口可有血流出。膀胱在充盈状态下破裂，尿液可流入腹腔，呈现腹膜刺激征的症状。膀胱在空虚状态下破裂，尿液可渗出至会阴部。

（4）神经损伤：骨盆骨折可能损伤的神经包括马尾神经、坐骨神经、闭孔神经、股神经、股外皮神经，不同神经支配不同的皮肤感觉区与肌肉，有不同的表现。

（5）大血管损伤：骨盆骨折可伤及髂外动脉或股动脉。损伤局部血肿及远端的足背动脉搏动减弱或消失是重要体征。

3．腹部脏器损伤的表现　　包括实质脏器和空腔脏器的损伤。实质脏器的损伤表现为腹内出血，可有移动性浊音的表现。空腔脏器破裂，主要是腹膜刺激征等表现。

骨盆骨折入口位、出口位和正位 X 线片如图 16-1 ～ 16-3 所示。

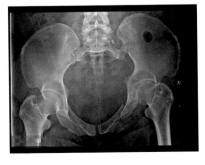
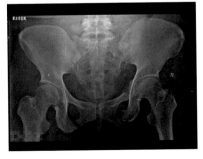

图 16-1　骨盆骨折入口位 X 线片　　图 16-2　骨盆骨折出口位 X 线片

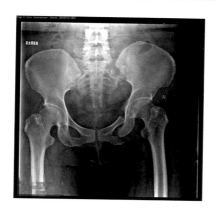

图 16-3　骨盆骨折正位 X 线片

三、治疗

　　骨盆骨折治疗的原则是救治危及生命的出血性休克及内脏损伤，同时固定骨盆骨折本身。北京积水潭医院王满宜教授通过分析国外各个版本的骨盆骨折的急救流程，总结出适合我国目前骨盆骨折的急救流程，如图 16-4 所示。

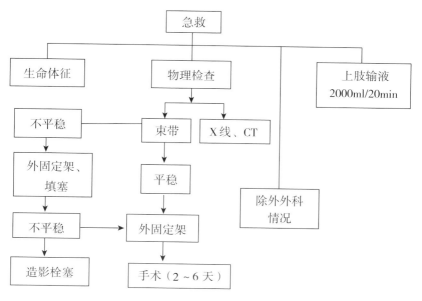

图 16-4　骨盆骨折的急救流程图

第二节　护　理

一、术前护理要点

1．失血性休克的护理

（1）原因：骨盆为松质骨，血流丰富，加之盆壁静脉丛多且无静脉瓣，严重骨盆骨折常有大量出血（1000ml 以上），患者表现为不同程度的休克症状。

（2）具体措施

①护士应及时配合医生迅速准备好一切急救物品。将患者安置于抢救室，平卧硬板床，清理呼吸道，保持气道通畅，并即刻给予心电监护、吸氧并注意保暖。尽量减少搬动，如患者身体状况允许，采用休克体位，同时注意观察患者的意识变化。

②立即建立 2 条以上的静脉通路，选择上肢粗直的静脉进行置管，并注意确保有效的静脉通路。迅速进行扩容，维持有效循环。但同时注意中心静脉压的监测，防止急性肺水肿和心力衰竭的发生。

③留置尿管并注意观察尿液的颜色、量和性质。

④根据病情做血、尿常规及血型、电解质、肝功能、肾功能、血糖及血气分析等实验室检查。观察有无心动过缓、心律不齐、恶心、呕吐等高血钾症状及呼吸深大、昏迷等酸中毒表现。根据医嘱补充血容量及电解质，维持水电解质及酸碱平衡。补液时应遵循"先盐后糖、先晶后胶、见尿补钾"的补液原则。

2．腹部内脏损伤的护理

（1）原因：骨盆骨折绝大多数为高能量损伤，同时，骨盆本身的变形、移位和剪切力作用均可引起腹部内脏的损伤。

（2）具体措施

①密切观察患者腹部情况，有无压痛、腹胀、腹肌紧张、反跳痛、肠鸣音减弱等。

②对可疑病例，及时进行腹腔穿刺，若抽出不凝血性液

体，则提示肝、脾或肠系膜血管破裂可能；若抽出混浊液体，则提示胃肠道损伤可能。如有内脏空腔脏器的损伤，告知患者禁食水，并准确记录 24h 出入量。

③若抽出尿液，则提示膀胱损伤。即使腹腔穿刺结果为阴性，亦不能排除有腹腔内脏损伤的可能。应密切观察病情变化，必要时可重复进行。行腹部 B 超或其他影像学检查，有助于判断有无腹腔实质性或空腔脏器的损伤。若病情加重，如给抗休克治疗无法纠正休克症状或出现进行性腹胀，应及时请普外科会诊后行剖腹探查及脏器修补术。

3．患肢的观察与护理　患者取平卧位，后踝下垫棉垫，使足跟悬空。查看患者患肢的肿胀程度、血液循环情况。注意观察足趾末梢皮肤的颜色、温度、足背动脉搏动情况，足趾的屈伸活动、感觉情况，有无神经损伤症状，如足下垂等。

有效避免并发症的发生　同创伤骨科患者长期卧床并发症的预防。

二、术后护理要点

1．低血容量性休克的预防与护理

（1）原因：骨盆为松质骨，盆腔静脉丛丰富，出血量大。

（2）具体措施：术后遵医嘱给予心电监护，每小时监测一次血压、脉搏、呼吸、氧饱和度。保证引流的通畅性，正确记录引流量。随时巡视患者，患者出现烦躁、出汗、脉搏细速、尿量减少等血容量不足的症状，或引流液每小时 > 100ml 时，及时汇报医生，并配合处理。

2．患肢的观察与护理

（1）原因：患肢足趾的感觉和血运能够反映患肢血管和神经有无受损。

（2）具体措施

①患者取平卧位，后踝下垫棉垫，使足跟悬空。查看患者患肢的肿胀程度、血液循环情况。注意观察足趾末梢皮肤的颜色、温度、足背动脉搏动情况，足趾的屈伸活动、感觉情况，有无神经损伤症状，如足下垂等。

②注意检查患者伤口外敷料，检查有无渗血，保证引流的

通畅性，正确记录引流量和性质。当渗血过多或引流液每小时＞100ml时，及时汇报医生，并配合处理。

3．腹膜后血肿的护理

（1）原因：由于骨盆为海绵状松质骨，其周围有丰富的血管丛及大血管，骨折后广泛出血、量多，血液沿腹膜后疏松结缔组织间隙扩散蔓延至膈下形成腹膜后血肿，其突出的表现是内出血征象，腹痛及腹膜刺激征。

（2）具体措施

①护士应严密观察患者的腹部体征，包括腹部压痛、肌紧张、反跳痛的程度和范围，是否局限，有无移动性浊音等，并注意倾听患者的主诉。

②患者确诊后早期均严格禁食，禁食期间经静脉输注营养物质，恢复饮食前做好健康教育。血肿刺激腹腔神经丛易引起腹胀，腹胀明显者应予胃肠减压，保持胃管的通畅及通过减压装置行有效的负压吸引，及时观察并记录引流液的颜色、性质、量，加强口腔护理。腹痛腹胀消失，予温热流质易消化饮食并逐渐过渡到正常饮食。

③由于血肿的吸收热，可使体温升高，为预防继发感染，可加用抗生素并输入足量的液体，同时加强基础护理，预防呼吸道及泌尿道感染、压疮、下肢深静脉血栓形成等并发症的发生。

4．功能锻炼

（1）原因：功能锻炼能够防止肌肉萎缩和关节僵硬，并促进骨折的愈合。

（2）具体措施

①术后麻醉恢复后，即指导患者进行踝关节的跖屈和背伸运动。

②术后第1天指导患者进行股四头肌力量的练习，防止肌肉萎缩。

③术后2～3天应用持续被动运动活动器（CPM）进行功能锻炼，每日2次，每次30min。

④指导患者进行膝关节、髋关节的被动伸屈活动，动作应轻、稳，幅度由小到大，循序渐进。

⑤卧床时可利用床上吊环做引体、抬臀运动（术后腹带固

定，位置在耻骨联合上方)。

⑥术后 7 天起，遵医嘱指导患者主动活动膝关节，进行屈髋和抬臀练习，抬臀时可手拉牵引床吊环。术后 2 ～ 4 周，遵医嘱指导患者床上坐起，继续进行髋、膝关节屈伸练习。术后 6 ～ 8 周，可嘱患者扶拐下床行走，患肢部分负重。注意用拐方法的指导，防止患者摔伤。

5．避免并发症的发生　同创伤骨科患者长期卧床并发症的预防。

第十七章 髋臼骨折

【关键词】 高能量损伤；神经损伤；后腹膜血肿；深静脉血栓形成；骨折；护理

【Key Words】 high-energy damage；neural lesion；retroperitoneal hematoma；deep venous thrombosis；fracture；nursing

第一节 概 述

髋臼骨折是暴力作用于股骨头和髋臼之间而产生的结果，如车祸、坠落伤、挤压伤等所致。主要发生在青壮年中，为高能量损伤。髋臼骨折是全身最大负重关节的损伤，所以治疗上也应和其他关节内骨折的处理原则一样，尽可能达到解剖复位、牢固固定及早期功能锻炼。

一、解 剖

髋骨是由髂骨、坐骨和耻骨 3 块骨组成，这 3 块骨在 14 岁以前由 Y 形软骨相连，16 ～ 18 岁以后 Y 形软骨愈合，3 块骨合为一体，成为髋骨。髋臼包含在髋骨之中，为一半球形深窝，占球面的 170°～ 175°。正常站立情况下，髋臼向前、向下、向外倾斜。髋臼并非整个覆以关节软骨，其关节面呈半月状，因其后部和顶部承受应力最大，所以此处的关节软骨也相应宽而厚。从外观上看，髋臼好似位于一个弓形之中，这个弓形包括两个臂，前方称为前柱，后方称为后柱。髋臼周围有广泛的肌肉附着，它们提供着丰富的血液供应。另外，在髋骨的内外均有大量的血管分支围绕着髋臼走行。

二、临床表现

髋臼骨折是高能量损伤，常合并多发损伤。

1．创伤性休克　髋臼骨折常合并全身多发损伤，如颅脑外伤、胸腹腔脏器损伤以及肢体的骨折等，均会造成创伤性休克。

2．髋关节后脱位　大多数后脱位都伴有典型的体征，即屈髋、内旋、短缩。对于伴有髋关节后脱位的患者，首先要闭合复位，复位后，患者平卧，患肢外展外旋位，如不稳定，可穿"丁"字鞋或暂时皮牵引。

3．中心性脱位　中心性脱位不像后脱位那样有典型的体征，不过通常伴有患肢轻度外旋，短缩并不明显。比较显著的体征是大粗隆处皮肤凹陷，髂前上棘较对侧向外、向下移位。

4．后腹膜血肿　髋臼骨折或骨盆骨折后，由于腹膜后组织松弛，所以骨折端及其周围组织的出血便向这些松弛的组织内扩散，从而形成后腹膜血肿，严重时会导致出血综合征。后腹膜血肿继续发展会导致麻痹性肠梗阻或亚急性肠梗阻，此时要采取胃肠减压以及其他外科措施来治疗。

5．合并损伤

（1）股骨头损伤。

（2）坐骨神经损伤。

（3）血管损伤：最容易受伤的血管是臀上动脉。臀上动脉几乎是外展肌的唯一血供来源。所以，臀上动脉损伤或结扎会造成臀外展肌萎缩。

（4）关节内骨块嵌卡。

（5）髋部皮肤软组织损伤：当暴力直接作用于大粗隆处或骨盆后方时，可能会造成局部皮肤擦伤或剥脱，进一步引起皮下血肿和积液形成。

（6）尿道损伤：髋臼前方的骨折会造成膀胱和尿道损伤。如果是膀胱或尿道破裂，则应急诊手术。常见的是尿道挫伤，经保守治疗便可恢复。

（7）骨盆其他部位损伤：如骶髂关节脱位、骶骨骨折和耻骨联合分离等。

（8）全身其他部位骨折。

髋臼骨折正位、闭孔斜位和髂骨斜位 X 线片如图 17-1 ～ 17-3 所示。

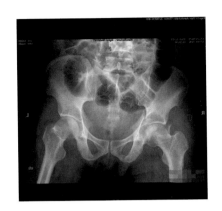

图 17-1　髋臼骨折正位 X 线片

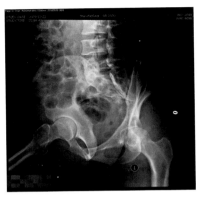

图 17-2　髋臼骨折闭孔斜位 X 线片

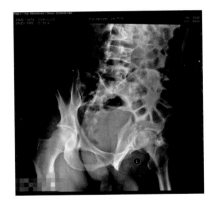

图 17-3　髋臼骨折髂骨斜位 X 线片

三、治疗

（一）处理原则

1. 非手术治疗　非手术治疗的方法：患者取平卧位，最好置于屈髋屈膝位，以使患者感到舒适。通常采用股骨髁上或胫骨结节骨牵引，牵引重量不可太大，可根据患者体重进行选择以使股骨头和髋臼不发生分离为宜。持续牵引 5 ～ 7 天后，每天可小心被动活动髋关节数次。牵引时间为 6 ～ 8 周，去牵引后，不负重练习关节功能；8 ～ 12 周后开始逐渐负重行走。

2. 手术治疗　手术适应证：任何有移位的髋臼骨折在伤后 3 周内均可手术治疗，但需除外以下条件：①有明确的手术禁忌证；②有明确的髂骨骨质疏松症；③低位的前柱骨折或低位的横断骨折；④粉碎的双柱骨折经闭合处理而恢复髋臼完整性者。

髋臼骨折术后正位、闭孔斜位和髂骨斜位 X 线片如图 17-4 ～ 17-6 所示。

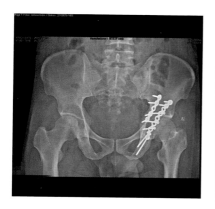

图 17-4　髋臼骨折术后
正位 X 线片

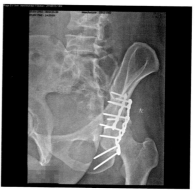

图 17-5　髋臼骨折术后
闭孔斜位 X 线片

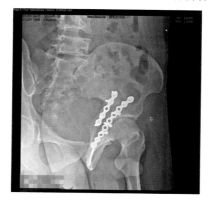

图 17-6　髋臼骨折术后
髂骨斜位 X 线片

（二）并发症

1．早期并发症

（1）感染

1）原因：髋臼骨折通常合并有多发损伤，如腹部及盆腔脏器、同侧肢体损伤等。如果有肠道、尿道的破裂，或同侧下肢的开放性骨折等，均会增加伤口感染的机会。另外，手术区域软组织的损伤、术中淋巴组织的损伤、伤口血肿形成等也是容易造成感染的因素。

2）预防：①对于发热、白细胞增高的患者，在其体温和实验室检查恢复正常前不能手术；②术前对皮肤软组织损伤要及时处理；③术后充分引流，必要时放置多个引流，以防止伤口内血肿形成；④术前1～2天预防性使用抗生素，术后如有必要可延长使用时间。

3）处理：一旦伤口发生感染，应立即拆除缝线或切开而进行引流，使用有效的抗生素，待局部炎症得到控制，手术彻底扩创，术后行灌洗治疗；如果感染严重，骨折端相对稳定时，则需去除内固定；如果波及关节内，还要做关节囊切除、关节内扩创术。

（2）神经损伤：如坐骨神经、股神经、股外侧皮神经和臀上神经。

（3）血栓栓塞：髋臼骨折后，容易发生深静脉血栓形成以及肺栓塞。为防止血栓形成，术后遵医嘱应用预防血栓药物，出院后继续使用预防血栓药物，一般用到术后3～4周，患者可拄拐行走为止。

2．晚期并发症

（1）不愈合或假关节形成。

（2）骨坏死。

（3）创伤后骨性关节炎。

（4）异位骨化形成：异位骨化的病因仍不清楚。如果要手术切除异位骨化，有两个因素必须考虑：其一，异位骨化严重影响髋关节的活动；其二，异位骨化已经成熟。一般认为伤后15～18个月才可考虑手术切除异位骨化。

第二节　护　理

一、术前护理要点

1．同创伤骨科一般术前护理。

2．测量生命体征

（1）原因：髋臼骨折多为高能量损伤，损伤大、出血多。

（2）具体措施：患者入病房后即刻测量生命体征，给予多参数心电监护并持续低流量吸氧。尤其注意血压和意识状态的变化，防止低血容量性休克的发生。

3．合并损伤的护理

（1）原因：髋臼骨折多为高能量损伤，患者遭受暴力大，易伴发其他部位的合并损伤。

（2）具体措施

①合并股骨头脱位：主要表现为髋部肿胀、疼痛、大腿内旋或外旋畸形。为了减轻疼痛和股骨头对髋臼的挤压，行闭合复位后予患肢皮牵引制动，重量 6～8kg。牵引时保持患肢外展 15°～20°，中立位，维持有效牵引，不可随意增减牵引的重量。日常定时检查牵引带的松紧、位置，受压皮肤有无红肿、水泡。骨突处垫以棉垫，定时查看受压部位的皮肤情况，防止压疮的发生。观察肢端皮温、颜色和足背伸活动，防止牵引带下滑压迫膝部、踝部，影响患肢血液循环。

②颅脑外伤：复杂型髋臼骨折多数由高能量创伤引起，患者入院时常合并有其他部位骨折和脏器损伤。合并颅脑外伤时，严密监测患者的生命体征、意识、瞳孔变化，以及有无头痛、呕吐症状，观察鼻腔和耳道有无流血、流液，保持局部清洁，禁忌填塞，防止颅内感染。

③尿道损伤：髋臼骨折时，软组织的严重牵拉容易使尿道撕裂或骨折片挫伤尿道。主要表现为尿道口流血、排尿困难、会阴部肿胀。当确诊尿道损伤后，迅速给予留置导尿，以解决排尿困难，减轻局部肿胀，利于尿道修复。操作时避免动作粗暴，以免加重尿道损伤。观察尿液的颜色、性质、量，保持引流通畅，每日进行会阴护理 2 次，定期更换尿袋。嘱患者多饮

水，每日尿量维持在 2000ml 以上，并保持会阴部清洁，预防泌尿道感染。

4．功能锻炼

（1）原因：术前的功能锻炼能够预防肌肉萎缩和关节僵硬。

（2）具体措施

①根据病情，鼓励患者取平卧位，做上肢抬举、扩胸运动等。

②术前的下肢肌肉力量训练：踝关节的背伸、跖屈练习，股四头肌的等长收缩，每日 2 次，每次 10 ~ 15min。

二、术后护理要点

1．同创伤骨科一般术后护理。

2．监测生命体征

（1）原因：髋臼骨折手术创伤大、出血多。

（2）具体措施：患者术后给予多参数心电监护并持续低流量吸氧。遵医嘱行心电监护的患者每小时监测生命体征。

3．引流管护理

（1）原因：髋臼骨折手术创伤大、出血多。

（2）具体措施：注意观察引流管是否通畅，记录引流液的颜色、量和性质，术后 1h 内引流量超过 200ml 且呈鲜红色，提示伤口有活动性出血。术后 24h 出血量超过 800ml，需及时报告医生，并配合医生进行处理。

4．坐骨神经损伤

（1）原因：髋臼骨折合并坐骨神经损伤术前、术后均可存在，术前损伤的原因多为脱位的骨折块挫伤，术后主要指医源性损伤。

（2）具体措施：术后注意观察患肢有无麻木及足背伸活动障碍，给予穿"丁字鞋"固定，患肢摆放中立位，防止外旋造成腓总神经受压迫。膝部给予垫软枕，使膝关节屈曲 > 60°，避免对损伤神经的过度牵拉。早期指导患者做足背伸、跖屈锻炼。口服或肌内注射甲钴胺营养神经。

5．功能锻炼

（1）原因：功能锻炼能够促进患者局部组织消肿，防止肌肉萎缩、关节僵硬，促进骨折愈合，为下地行走打下基础。

（2）具体措施

①恢复肌力训练：术后第 1 天即可开始股四头肌、臀中肌、臀大肌的等长收缩锻炼，肌肉收缩坚持 10s、休息 10s 为 1 个动作，最初以每 30s 完成 1 个动作为宜。当患者能坐起时，双小腿悬垂于床边，用力屈髋将大腿抬离床面，练习髂腰肌肌力，每次 10s，然后休息 10s，为 1 个动作。10 个动作为 1 组，5 ～ 6 组 / 天。

②关节活动度练习：在术后第 2 天即指导患者进行 CPM 锻炼，起始角度从 30°开始，2 次 / 天，每次 1h。次日关节活动度可增加 5°～ 10°。在拔除引流管之前即进行 CPM 锻炼，有利于挤压、引流局部积液，降低感染发生率。术后第 3 天，患者仰卧位进行屈膝、屈髋练习，3 次 / 天，每次 15min。逐渐过渡到双手环抱大腿锻炼。同时还要进行髋关节内收、外展、内旋、外旋锻炼。

③术后 1 周，在患肢不负重的情况下，鼓励患者站立位主动锻炼髋关节的屈曲、外展及后伸（对于扩展的髂骨股骨入路，术后 4 周内禁止患髋主动外展和被动内收）。

④手术后 2 ～ 4 周，可在医生指导下开始离床扶双拐免负重行走。

⑤术后 4 ～ 12 周内，根据情况，可逐渐部分负重，从最小量（5kg）开始。

⑥一般在手术 13 周以后，X 线示骨折基本愈合时可完全负重。

具体情况应在经治医生指导下进行。

第十八章　股骨粗隆间骨折

【关键词】 老年患者；牵引；压疮；疼痛管理；骨折；护理
【Key Words】 senile patient；traction；pressure ulcer；pain management；fracture；nursing

第一节　概　述

一、解剖

股骨粗隆间骨折也称转子间骨折，指股骨颈基底到小粗隆下平面区域内的骨折，为关节囊外骨折。最常见于 65 岁以上的老年人，女性多于男性。

二、临床表现

患者伤后髋部疼痛，不能站立后行走。下肢短缩及外旋畸形明显。检查时可见局部肿胀及瘀斑，局部压痛明显。叩击足跟部常引起患处剧烈疼痛。

股骨粗隆间骨折正位、侧位 X 线片如图 18-1 和图 18-2 所示。

三、治疗

稳定的粗隆间骨折可采用牵引治疗。由于老年患者可因长期卧床引起较多的并发症，甚至导致死亡。因此，许多学者建议即使骨折稳定也采用内固定。

1. 稳定的 Evan I 型骨折，或 Boyd I 型骨折，可考虑较简单的经皮三枚螺纹钉内固定术。

2. 不稳定的 Evan I 型骨折，或者 Boyd Ⅲ、Ⅳ骨折，则考虑更加坚强的内固定，如 DHS、Ender 钉、Gamma 钉等。

股骨粗隆间骨折术后正位、侧位 X 线片如图 18-3 和图 18-4 所示。

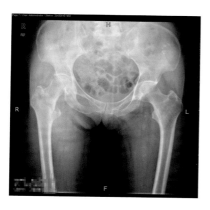

图 18-1　股骨粗隆间骨折
正位 X 线片

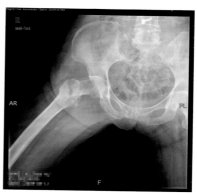

图 18-2　股骨粗隆间骨折
侧位 X 线片

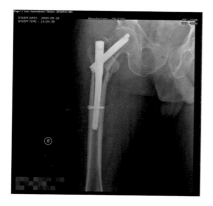

图 18-3　股骨粗隆间骨
折术后正位 X 线片

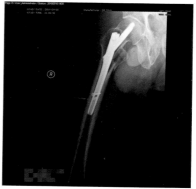

图 18-4　股骨粗隆间骨
折术后侧位 X 线片

第二节　护　理

一、术前护理要点

1．患肢的观察与护理　观察患者患肢的肿胀程度、血液循环情况，注意观察足趾末梢皮肤的颜色、温度、足背动脉搏动情况，足趾的屈伸活动、感觉情况。

2．皮肤的护理　由于股骨粗隆间骨折常常是高龄老年人，体质较差，皮肤条件较差，因为惧怕疼痛而采取被迫体位，容易造成骨突处皮肤的压迫。应保持床单位的干净整洁，保持患者皮肤的清洁、干燥。体型较瘦者，骶尾部贴皮肤保护膜，以防压疮的出现。足跟处用棉垫垫起悬空。为患者准备牵引床及气垫床，保证气垫床工作的正常。

3．疼痛管理　详见第一篇第二章。

4．功能锻炼

（1）鼓励患者在床上进行适当的活动，向患者解释功能锻炼的目的、意义和方法，指导患者进行功能锻炼：上肢的主动运动；指导患者进行踝关节背伸和跖屈练习。

（2）教会患者做引体向上活动，嘱其双手抓住牵引床上固定的环形拉手，健肢蹬床，运用腰部力量用力把臀部抬起，然后维持30s左右再放松平躺，休息30s后重复动作1次，坚持每天3组。

（3）鼓励患者进行吹气球训练，防止肺部感染。

二、术后护理要点

1．患肢的观察与护理

（1）原因：患肢足趾的感觉和血运能够反映患肢血管和神经有无受损。

（2）具体措施

①查看患者患肢的肿胀程度、血液循环情况，注意观察足趾末梢皮肤的颜色、温度、足背动脉搏动情况，足趾的感觉、屈伸活动情况。

②观察伤口渗血、渗液情况，发现渗血较多时，及时通知医生。

③观察伤口引流情况，保持引流管的通畅，如伤口引流每小时＞100ml时应及时通知医生。根据伤口引流的拔管指征，配合医生拔除引流管。

2．疼痛管理　详见第一篇相关章节。

3．预防术后并发症　详见第一篇相关章节。

4．功能锻炼

（1）原因：功能锻炼能够促进局部组织消肿，防止肌肉萎缩，促进骨折愈合。

（2）具体措施

①术后麻醉恢复后，即指导患者进行踝关节的跖屈和背伸活动。

②术后每日指导患者进行股四头肌力量的练习，防止肌肉萎缩。

③无特殊情况，术后第2天可协助患者坐起，鼓励患者独立完成病情允许的自理活动，如床上洗漱、饮水、进食等，动作应轻、稳，幅度由小到大，循序渐进。

④在主管医生的允许下，教会患者拄双拐免负重下地活动。

5．出院指导　详见第一篇相关章节。

第十九章 股骨颈骨折

【关键词】老年患者；牵引；压疮；疼痛管理；骨折；护理
【Key Words】senile patient；traction；pressure ulcer；pain management；fracture；nursing

第一节 概 述

一、解 剖

股骨由股骨头、股骨颈、大转子（大粗隆）、小转子（小粗隆）、股骨体及股骨内、外髁组成。

二、临床表现

患者主诉髋部疼痛，不能站立和行走。多有轻度屈髋、屈膝及外旋畸形。

股骨颈骨折正位、侧位 X 线片如图 19-1 和图 19-2 所示。

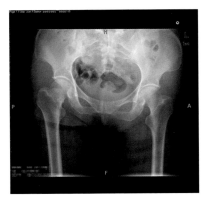

图 19-1 股骨颈骨折正位 X 线片

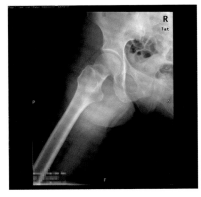

图 19-2 股骨颈骨折侧位 X 线片

三、治疗

早期治疗利于骨折的恢复。根据骨折程度和患者情况，可行闭合或切开复位或人工关节置换术（包括人工股骨头置换术、全髋关节置换术）。

股骨颈骨折闭合复位内固定术后正位、侧位 X 线片如图 19-3 和图 19-4 所示。人工股骨头置换术后正位、侧位 X 线片如图 19-5 和图 19-6 所示。全髋关节置换术后 X 线片如图 19-7 所示。

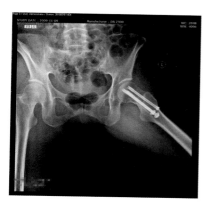

图 19-3　股骨颈骨折闭合复位内固定术后正位 X 线片

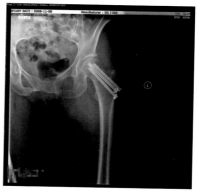

图 19-4　股骨颈骨折闭合复位内固定术后侧位 X 线片

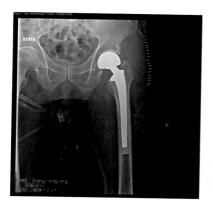

图 19-5　人工股骨头置换术后正位 X 线片

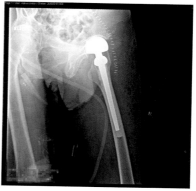

图 19-6　人工股骨头置换术后侧位 X 线片

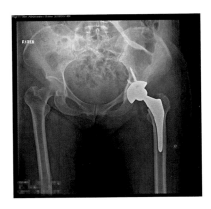

图 19-7　全髋关节置换术后 X 线片

第二节　护　理

一、术前护理要点

1．患肢的观察与护理　观察患者患肢的肿胀程度、血液循环情况，注意观察足趾末梢皮肤的颜色、温度、足背动脉搏动情况，足趾的屈伸活动、感觉情况。

2．并发症的预防　详见第一篇第一章。

3．疼痛管理　详见第一篇第二章。

4．功能锻炼

（1）鼓励患者在床上进行适当的活动，向患者解释功能锻炼的目的、意义和方法，指导患者进行功能锻炼：上肢的主动运动；指导患者进行踝关节背伸和跖屈练习。

（2）教会患者做引体向上活动，嘱其双手抓住牵引床上固定的环形拉手，健肢蹬床，运用腰部力量用力把臀部抬起，然后维持 30s 左右再放松平躺，休息 30s 后重复动作 1 次，坚持每天 3 组。

二、术后护理要点

1．患肢的观察与护理

（1）原因：患肢足趾的感觉和血运能够反映患肢血管和神经有无受损。

（2）具体措施

①查看患者患肢的肿胀程度、血液循环情况，注意观察足趾末梢皮肤的颜色、温度、足背动脉搏动情况，足趾的感觉、屈伸活动情况。

②观察伤口渗血、渗液情况，发现渗血较多时，及时通知医生，进行相应处理。

③观察伤口引流情况，保持引流管的通畅，如伤口引流每小时＞100ml时应及时通知医生。根据伤口引流的拔管指征，配合医生拔除引流管。

2．疼痛管理　详见第一篇相关章节。

3．预防术后并发症　详见第一篇相关章节。

4．功能锻炼

（1）原因：功能锻炼能够促进局部组织消肿，防止肌肉萎缩，促进骨折愈合。

（2）具体措施

1）对于行空心钉内固定者

①麻醉恢复后即可指导患者进行股四头肌的等长收缩和踝关节的背伸跖屈练习，练习中遵照循序渐进的原则。

②术后第1天用手协助患肢移动至床边坐起，利用健侧下肢协助患肢进行膝关节屈伸练习。也可在床上可用手抱住患肢大腿，在床上行膝关节屈伸练习。

③禁止在床上主动平移患肢，或做直腿抬高动作。

④术后2～3天可扶拐下地后，患肢不负重、不悬空行走。3个月可部分负重。

2）对于人工股骨头置换及全髋关节置换者

①术后患肢置外展中立位，禁止内收及屈髋超过90°。

②术后第1天可半卧位，并指导患者行股四头肌等长收缩及踝泵活动。

③术后可协助患者侧卧，但两腿间夹软枕，以防内收、内

旋。移动患肢时，需平托髋部及肢体。

④术后 2～3 天指导患者利用助行器下地行走，开始即可部分负重，视具体情况逐步增加负重行走。

⑤如何上下床。

从病床移动到地面：

● 指导患者运用上肢和健侧下肢的力量移至患侧床边，移动过程中注意保持两腿分开及屈髋不超过 90°。

● 健侧足部先着地，患侧肢体外展屈髋＜45°，由他人协助抬起上身，使患侧腿离床并使足部着地，再扶住助行器站起。

从地面移动到病床：

● 将床摇平后，指导患者健侧足部着地，患侧下肢向前伸，患侧下肢贴住床沿，一只手扶床，另一只手扶住助行器，缓慢地坐于床沿，之后在床上运用健侧肢体和上肢的力量缓慢挪动身体，直至平躺。在此过程中，始终将两腿分开。

5. 出院指导　一般性出院指导详见第一篇相关章节。行全髋关节置换患者的注意事项包括：

（1）不能做的动作有：不能坐矮凳、坐软沙发、双腿交叉，不宜坐在床头，伸手到床尾拉被子，不能身体偏向一侧取东西或接电话。

（2）分阶段进行功能锻炼

阶段 1：出院后至术后 8 周

功能锻炼的方法：

①指导患者继续在床上进行髋膝关节屈伸练习、髋关节内收外旋练习，注意屈髋角度逐渐增加，但应＜90°，保持术侧髋关节外展位。

②指导下床的方法，即患者先移至健侧床边，健腿先离床并使足部着地，患者外展屈髋＜45°，由他人协助抬起上身，使患腿离床并使足部着地，再扶住助行器站起。

③上床时按相反顺序进行，即患肢先上床。

④日常活动时如需上下楼梯应注意，上楼时健侧肢体先上，下楼时患侧肢体先下。

阶段 2：术后 8 周至 3 个月

重点训练髋关节伸展、直腿抬高和单腿平衡练习。每日

10 ~ 15 次，每次 1 ~ 2min，直至术肢能单腿站立。术后持续使用双拐 6 周，然后改用单拐 4 周。嘱患者活动量不能过大，坚持锻炼，方法正确，保持术侧髋关节外展位、屈髋 < 90°。

<u>阶段 3：术后 3 个月后</u>

如无疼痛、跛行，可弃拐，但外出或长距离行走时除外，可从事日常的家务劳动。嘱患者做到"三不"（不过度负重、不做盘腿动作、不坐矮凳子），"四避免"（避免重体力活动和奔跑等髋关节大范围剧烈活动的项目；避免在髋关节内收、内旋位时从坐位上站起；避免双膝并拢、双足分开的情况下，身体向术侧倾斜取物、接电话等；避免在不平整或光滑的路面上行走）。

第五篇

下肢骨折的护理

股骨干骨折 第二十章

【关键词】 高能量损伤；牵引；功能锻炼；骨折；护理

【Key Words】 high-energy damage；traction；functional exercise；fracture；nursing

第一节 概　述

一、解　剖

股骨是一个长管状结构，近端起于髋关节，远端止于膝关节，它是人体最长和最坚强的骨。股骨干骨折后受到多个肌肉力量的作用而使大腿产生畸形。

二、临床表现

股骨干骨折临床容易诊断，可表现为大腿疼痛、畸形、肿胀和短缩。多数骨折由于高能量损伤所致而常合并其他损伤。

股骨干骨折正位、侧位 X 线片如图 20-1 和图 20-2 所示。

三、治　疗

1．非手术治疗　牵引是治疗股骨干骨折历史最悠久的方法，可分为皮牵引和骨牵引。皮牵引只在下肢损伤的急救和转运时应用；骨牵引在 1970 年以前是股骨干骨折最常见的治疗方法，现在则只作为骨折早期固定的临时方法。

2．手术治疗　行切开复位内固定术。股骨干骨折切开复位内固定术后正位、侧位 X 线片如图 20-3 和图 20-4 所示。

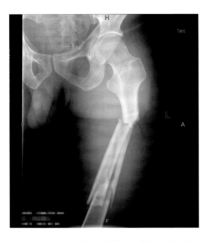

图 20-1　股骨干骨折正位 X 线片

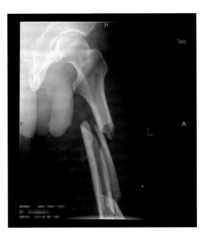

图 20-2　股骨干骨折侧位 X 线片

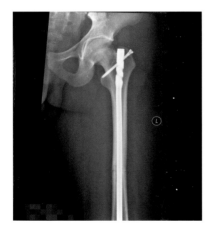

图 20-3　股骨干骨折切开复位内
固定术后正位 X 线片

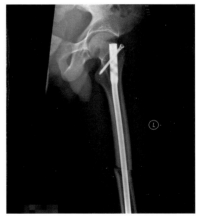

图 20-4　股骨干骨折切开复位内
固定术后侧位 X 线片

第二节　护　理

一、术前护理要点

1．同创伤骨科一般术前护理。

2．牵引护理

（1）原因：牵引作为手术前的过渡性治疗，能够促进移位骨折端的复位和保持患肢处于功能位，同时能有效缓解疼痛。

（2）具体措施：观察牵引轴线、牵引滑轮、牵引重量是否正确。如发现滑轮偏移、轴线不对，应随时调整。牵引重量不可随意加减。股骨干骨折初期牵引重量一般为 6 ～ 8kg。骨折重叠纠正手法整复后，牵引重量可用 3 ～ 4kg 维持。

二、术后护理要点

1．同创伤骨科一般术后护理。

2．功能锻炼

（1）原因：功能锻炼可促进静脉回流，减轻水肿，防止肌肉萎缩和关节僵硬。

（2）具体措施

①练习股四头肌的等长收缩：伤后 1 ～ 2 周，指导患者练习患肢股四头肌的等长收缩，每天多次，每次 5 ～ 20min。

②膝、髋关节功能锻炼：伤后 1 ～ 2 周，指导患者进行膝关节伸直练习。去除牵引或外固定架后，遵医嘱进行膝关节的屈伸锻炼和髋关节的活动。范围由小到大，幅度和力量逐渐加大，以不引起骨折端剧烈疼痛为原则。

③行走训练：开始需扶助行器或双拐，使患肢在不负重情况下练习行走，需有人陪伴，防止摔倒，患肢逐渐负重。

3．出院指导

（1）继续加强功能锻炼，股骨干骨折患者需较长时间扶拐锻炼，扶拐是下床活动的必要条件，且扶拐方法不正确与发生继发性畸形、再损伤或引起臂丛神经损伤等有密切关系。因此应指导患者正确使用双拐，教会患者膝关节功能锻炼方法。

（2）股骨中段以上骨折，下床活动时始终应注意保持患肢的外展体位，以免因负重和内收肌的作用而发生继发性向外成角突起畸形。

（3）功能锻炼用力应适度，活动范围应由小到大、循序渐进，切不可操之过急，每次应以不感到疲劳为度，以免给骨折愈合带来不良影响。

（4）2～3个月后拍片复查。若骨折已骨性愈合，可酌情使用单拐而后弃拐行走。

胫骨平台骨折 第二十一章

【关键词】 支具；疼痛管理；骨折；肿胀；护理

【Key Words】 orthosis；pain management；fracture；swelling；nursing

第一节 概 述

胫骨平台骨折是指胫骨上端与股骨下端接触面发生的骨折。可由间接暴力或直接暴力引起。

一、解 剖

胫骨上端与股骨下端形成膝关节。与股骨下端接触的面为胫骨平台，有两个微凹面，并有内侧或外侧半月板增强凹面，与股骨髁的相对面形成运动轨迹，并增加膝关节的稳定性。胫骨平台是膝的重要负荷结构，一旦发生骨折，使内、外平台受力不均，将产生骨关节炎改变。由于胫骨平台内侧分别有内、外侧副韧带，平台中央有胫骨粗隆，其上有交叉韧带附着，当胫骨平台骨折时，常发生韧带及半月板的损伤。

二、临床表现

伤后膝关节肿胀，功能活动障碍。胫骨平台骨折正位、侧位 X 线片如图 21-1 和图 21-2 所示。

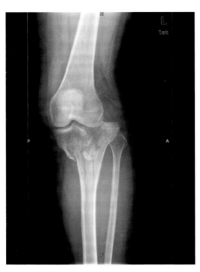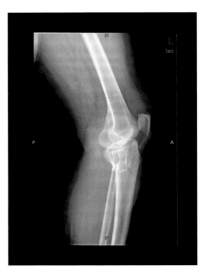

图 21-1　胫骨平台骨折正位 X 线片　　图 21-2　胫骨平台骨折侧位 X 线片

三、治　疗

1. **非手术治疗**　适应证：①无移位的或不全的平台骨折；②严重的内科疾病；③某些枪伤患者；④某些老年骨质疏松患者的不稳定外侧平台骨折；⑤感染患者；⑥严重污染的开放性骨折。

2. **手术治疗**　适应证：①开放性胫骨平台骨折；②胫骨平台骨折合并骨筋膜室综合征；③合并急性血管损伤；④可导致关节不稳定的外侧平台骨折。

胫骨平台骨折术后正位、侧位 X 线片如图 21-3 和图 21-4 所示。

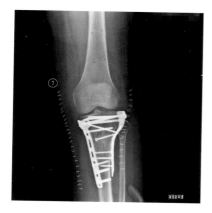

图 21-3　胫骨平台骨折术后
正位 X 线片

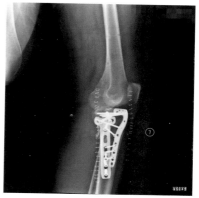

图 21-4　胫骨平台骨折术后
侧位 X 线片

第二节　护　理

一、术前护理要点

1．患肢的观察与护理

（1）原因：患肢的血运、肿胀情况，感觉、活动情况能够反映出患肢的血液供应及神经的功能状态。观察患肢有利于早期发现血管、神经损伤情况。

（2）具体措施

①观察患者患肢的肿胀程度、血液循环情况；观察足趾末梢皮肤的颜色、温度、足背动脉搏动情况；观察足趾的屈伸活动、感觉情况。

②协助患者患肢下垫气垫，以抬高患肢高于心脏 20 ～ 30cm，同时辅以棉垫，保证患者的舒适性。严禁肢体外旋，以免压迫腓骨小头发生腓总神经损伤。

③患肢肿胀较重时，给予患肢持续冰敷，并注意避免外敷料、支具的过度卡压。

2．支具的护理

（1）原因：支具佩戴得当能起到保护患肢、有效复位和外固定的作用；如佩戴不当会引起局部皮肤的压迫，甚至坏死。

（2）具体措施：检查支具的边缘以及患者的足跟、内外踝处有无卡压现象。注意询问患者的感受，如有卡压，应及时协助解除，并通知支具室技术人员协助调整，直至舒适。

3．疼痛管理　详见第一篇相关章节。

4．功能锻炼

（1）原因：功能锻炼可促进静脉血回流，减轻水肿，防止肌肉萎缩和关节僵直。

（2）具体措施：鼓励患者在床上进行适当的活动，向患者解释功能锻炼的目的、意义和方法，指导患者进行功能锻炼：上肢的主动运动；指导患者进行踝关节背伸和跖屈练习。

（3）功能锻炼须遵循循序渐进、由被动到主动、由易到难，身体能够承受为限的原则。

二、术后护理要点

1．患肢的观察与护理

（1）原因：患肢的血运、肿胀情况，感觉、活动情况能够反映出患肢的血液供应及神经的功能状态。

（2）具体措施

①观察患肢的肿胀程度、血液循环情况，注意足趾末梢皮肤的颜色、温度、足背动脉搏动情况，及足趾的感觉、屈伸活动情况。

②根据患肢的肿胀程度，给予相应的护理措施。患肢肿胀较轻时，协助患者患肢下垫气垫，抬高患肢高于心脏 20 ~ 30cm，同时辅以棉垫，保证患者的舒适性。患肢肿胀较重时，遵医嘱给予患肢持续冰敷，并注意避免外敷料、支具的过度卡压。

③观察伤口渗血、渗液情况，发现渗血较多时，及时通知医生并协助处理。

④观察伤口引流情况，保持引流管的通畅，如伤口引流量大于 100ml/h，须通知医生。根据伤口引流的拔管指征，配合医生拔除引流管。

2．疼痛管理　详见第一篇相关章节。

3．功能锻炼

（1）原因：功能锻炼可促进静脉血回流，减轻水肿，防止肌肉萎缩和关节僵硬。

（2）具体措施

①术后 6h 麻醉作用消失后，即指导患者进行踝关节的跖屈和背伸运动。

②术后每日指导患者进行股四头肌力量的练习，防止肌肉萎缩。

③术后第 2 天拔出引流管后，可以在髌骨固定带保护下下地行走，但行走时应扶双拐，患肢不负重。

④术后第 3 天，患肢疼痛已明显减轻，在骨折稳定的情况下开始进行 CPM 的练习。从屈膝 30°开始，每天增加 5°，一般屈膝不超过 90°；做"直腿抬高"锻炼，每组 10～30 次，每天 2 组，但骨折不稳定或内固定物不稳定的患者暂不宜行屈膝锻炼与"直腿抬高"锻炼。

⑤行走时扶拐，患肢可部分负重。

4．出院指导　详见第一篇相关章节。

第二十二章 髌骨骨折

【关键词】 肿胀；骨折；功能锻炼；护理

【**Key Words**】 swelling；fracture；functional exercise；nursing

第一节 概　述

一、解　剖

髌骨为人体最大的籽骨，呈扁平三角形，位于膝关节之前，参与膝关节的构成。它的功能主要是：保护与稳定膝关节，传递股四头肌的力量，是股四头肌伸膝作用的主要支点。

二、临床表现

患膝肿胀、疼痛、伸膝受限，常有皮下瘀斑以及膝部皮肤擦伤。髌骨骨折正位、侧位 X 线片如图 22-1 和图 22-2 所示。

三、治　疗

1. 非手术治疗　对于无移位或移位在 0.5cm 以内的髌骨骨折可采用保守治疗。早期冷敷，加压包扎，减少局部出血。保持膝关节伸直位，用石膏托或支具固定。

2. 手术治疗　对于移位大于 0.5cm 的髌骨骨折，建议行手术治疗。髌骨骨折的内固定方法有多种，可分为两类：一类行内固定后仍需一定时间的外固定；另一类内固定比较坚强，不需外固定。髌骨骨折术后正位、侧位 X 线片如图 22-3 和图 22-4 所示。

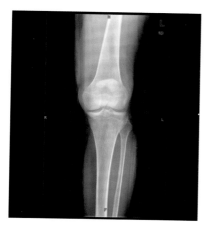

图 22-1　髌骨骨折正位 X 线片

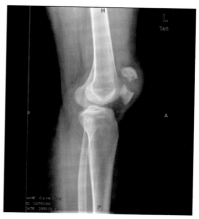

图 22-2　髌骨骨折侧位 X 线片

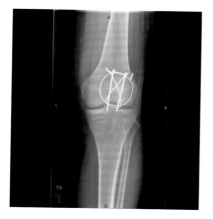

图 22-3　髌骨骨折术后
正位 X 线片

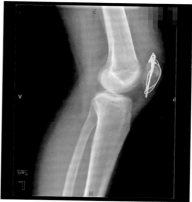

图 22-4　髌骨骨折术后
侧位 X 线片

第二节　护　理

一、术前护理要点

1．同创伤骨科一般术前护理。

2．肿胀的护理

（1）原因：髌骨骨折常伴有髌前软组织损伤，肢体肿胀严重，影响手术的进行。

（2）具体措施

①伤后 24～48h 内给予局部冰敷，同时注意患肢皮肤保护。

②适当抬高患肢。

二、术后护理要点

1．同创伤骨科一般术后护理。

2．根据骨折及治疗情况将患肢抬高、平放或膝下垫软枕。

3．保持患肢中立位，严禁外旋。

4．术后功能锻炼

（1）原因：功能锻炼能够促进静脉回流，消退肿胀、预防深静脉血栓形成。

（2）具体措施

①踝泵练习：患者活动足踝，应用力、缓慢、尽可能大范围地活动足踝。

②伤后早期疼痛稍减轻后，即应开始练习股四头肌等长收缩，每小时不少于 100 次，以防止股四头肌粘连、萎缩、伸膝无力，为下地行走打好基础。如无禁忌，应随时左右推动髌骨，防止髌骨与关节面粘连。

③膝部软组织修复愈合后开始练习抬腿，下地进行步行训练。张力带钢丝内固定术者，由于采用了坚强的内固定方法，一般 5～7 天可以扶双拐下地步行。采用钢丝或丝线环扎固定者，如髌骨是粉碎性骨折者，固定作用没有前一种牢固，须推迟下地步行的时间。

胫腓骨骨折 第二十三章

【关键词】 骨筋膜室综合征；神经血管损伤；骨折；肿胀；疼痛；护理

【Key Words】 osteofascial compartment syndrome；neural and vascular injury；fracture；swelling；pain；nursing

第一节 概 述

胫腓骨骨折是长管状骨中最常发生的骨折，且以开放性多和并发症多而为大家所重视。约占全身骨折发生率的 13.7%。

一、解 剖

在横切面上，小腿由胫骨、腓骨，胫腓骨骨间膜，小腿深筋膜组成。小腿前外侧肌间隔分为四个筋膜间室，即胫前筋膜间室、外侧筋膜间室、胫后浅筋膜间室和胫后深筋膜间室。其中胫前筋膜间室最为重要，室内有胫骨前肌、踇长伸肌、趾长伸肌、第三腓骨肌、胫前动静脉及腓神经等。该间室为一四面分别为肌肉和筋膜所包围的近乎密闭的锥形腔室。前为小腿深筋膜，后为骨间膜及腓骨前面，内为胫骨嵴及其外侧面，外为小腿前肌间隔，顶为胫腓关节，下为小腿横韧带。当小腿外伤时，形成的血肿、肌肉挫裂伤后肿胀，使间室内压力增高，但其周围组织不能相应扩大。当压力达到一定程度时，可造成血液循环和神经功能障碍，严重者甚至发生缺血性坏死。

133

二、临床表现

患肢疼痛、肿胀、畸形和功能障碍为主要症状。胫腓骨骨折正位、侧位 X 线片如图 23-1 和图 23-2 所示。

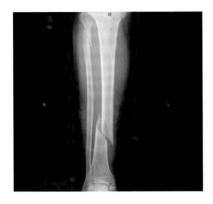 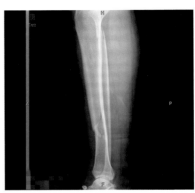

图 23-1　胫腓骨骨折正位 X 线片　　　图 23-2　胫腓骨骨折侧位 X 线片

三、治　疗

胫腓骨骨折治疗的目的是恢复小腿的承重功能。治疗方法应根据骨折类型和软组织损伤程度选择外固定或开放复位内固定。胫腓骨骨折术后正位、侧位 X 线片如图 23-3 和图 23-4 所示。

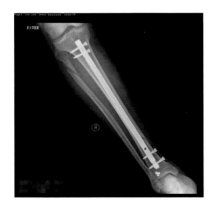 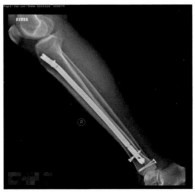

图 23-3　胫腓骨骨折术后　　　　图 23-4　胫腓骨骨折术后
正位 X 线片　　　　　　　　　侧位 X 线片

第二节 护 理

一、术前护理要点

1．患肢的观察与护理

（1）原因：患肢的血运、肿胀情况、感觉、活动情况能够反映出患肢的血液供应及神经的功能状态。观察患肢有利于早期发现血管、神经损伤情况。

（2）具体措施

①观察患者患肢的肿胀程度、血液循环情况，注意观察足趾末梢皮肤的颜色、温度、足背动脉搏动情况，足趾的屈伸活动、感觉情况。

②协助患者患肢下垫气垫，以抬高患肢高于心脏 20 ～ 30cm，同时辅以棉垫，保证患者的舒适性。

③患肢肿胀较重时，给予患肢持续冰敷，并注意避免外敷料、支具的过度卡压。

2．支具的护理和骨筋膜室综合征的预防

（1）原因：支具在协助患肢复位的同时，有可能压迫骨隆突处（如内、外踝、足跟等）的风险，同时由于小腿解剖的特殊性（胫腓骨和四个骨筋膜室），增加了发生骨筋膜室综合征的风险。

（2）具体措施：检查支具的边缘以及患者的足跟、内外踝处有无卡压现象。注意询问患者的感受，如有卡压，应及时协助解除，并通知支具室技术人员协助调整，直至舒适。如肢体出现进行性肿胀、疼痛加剧、麻木、皮肤发紫、足趾牵拉痛时，应立即通知医生，协助医生去除一切固定，解除压迫。

3．疼痛管理　详见第一篇相关章节。

4．功能锻炼

（1）原因：有效的功能锻炼能够促进患肢肿胀消退、减少肌肉萎缩的程度、防止关节粘连僵硬，并促使骨折愈合过程的正常发展。

（2）具体措施

①鼓励患者在床上进行适当的活动，向患者解释功能锻炼的目的、意义和方法，指导患者进行功能锻炼：上肢的主动运动；踝关节的背伸和跖屈练习。

②功能锻炼须遵循循序渐进、由被动到主动、由易到难，身体能够承受为限。

二、术后护理要点

1．患肢的观察与护理

（1）原因：患肢的血运、肿胀情况、感觉、活动情况能够反映出患肢的血液供应及神经的功能状态。

（2）具体措施

①查看患者患肢的肿胀程度、血液循环情况，注意观察足趾末梢皮肤的颜色、温度、足背动脉搏动情况，足趾的感觉、屈伸活动情况。

②根据患者患肢的肿胀程度，患肢肿胀较轻时，协助患者患肢下垫气垫，以抬高患肢高于心脏 20 ～ 30cm，同时辅以棉垫，保证患者的舒适性。患肢肿胀较重时，遵医嘱给予患肢持续冰敷，并注意避免外敷料、支具的过度卡压。

③观察伤口渗血、渗液情况，发现渗血较多时，及时通知医生。

④观察伤口引流情况，保持引流的通畅如伤口引流量每小时＞ 100ml 时及时通知医生。根据伤口引流的拔管指征，配合医生拔除引流管。

2．疼痛管理　详见第一篇相关章节。

3．功能锻炼

（1）原因：有效的功能锻炼能够促进肿胀的消退、减少肌肉萎缩的程度、防止关节粘连僵硬，并促使骨折愈合过程的正常发展。

（2）具体措施

①术后 6h 麻醉作用消失后，即指导患者进行踝关节的跖屈和背伸运动。

②术后每日指导患者进行股四头肌力量的练习，防止肌肉萎缩。

③指导患者进行膝关节、髋关节的被动伸屈活动，动作应轻、稳，幅度由小到大，循序渐进。

④告知患者不可忽略健侧肢体的功能锻炼。

4．出院指导　详见第一篇相关章节。

第六篇

足踝骨折的护理

踝关节骨折 第二十四章

【关键词】 创伤性关节炎；张力性水疱；骨折；肿胀；护理
【Key Words】 traumatic arthritis；tension blisters；fracture；swelling；nursing

第一节 概 述

踝关节是人体负重最大的关节，站立行走时全身重量均落在该关节上。日常生活中的行走和跳跃等动作，主要依靠踝关节的背伸、跖屈运动。踝关节骨折是一种常见创伤，发病率居各个关节内骨折的首位。其致伤原因一部分源于直接暴力，而更常见的原因则来自于扭转等间接暴力。

一、解 剖

踝关节是一个复合关节，由胫、腓骨下端的关节面与距骨滑车构成，并有韧带和关节囊的连接和支持。人体在站立、行走、下蹲等动作中，踝关节的稳定性与灵活性十分重要。踝关节的稳定性主要由以下三个结构维持：①内侧结构（包括内踝、距骨内侧面和三角韧带）；②外侧结构（包括腓骨远端、距骨外侧面和外侧韧带复合体）；③下胫腓联合（包括下胫腓联合韧带和骨间膜）。

二、临床表现

局部肿胀、压痛和功能障碍是踝关节骨折的主要临床表现。患者踝部肿胀明显、皮下淤血，可有内翻或外翻畸形，局部有压痛，严重者可出现开放性骨折脱位。踝关节骨折术前正位、侧位 X 线片如图 24-1 和图 24-2 所示。

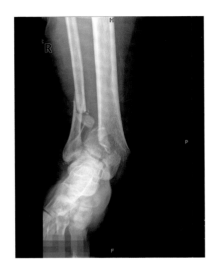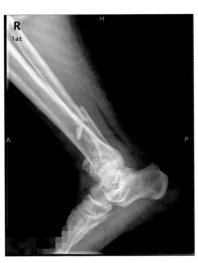

图 24-1　踝关节骨折术前
正位 X 线片

图 24-2　踝关节骨折术
前侧位 X 线片

三、治　疗

（一）处理原则

踝关节骨折脱位治疗的目标是将骨折脱位解剖复位，并维持至骨折愈合，最终使踝关节恢复良好的功能。治疗手段分为保守治疗和手术治疗。对于闭合的踝关节骨折脱位，手术的时机有两个：一是在伤后发生明显的肿胀之前急诊手术；二是在肿胀的高峰期后，一般为 1 周后。如果决定延期手术，应对骨折脱位进行初步的闭合复位，石膏或支具固定，并注意抬高患肢以利于消肿。

踝关节骨折术后正位、侧位 X 线片如图 24-3 和图 24-4 所示。

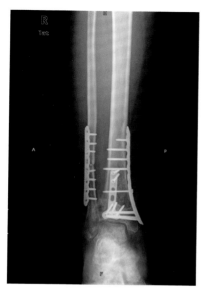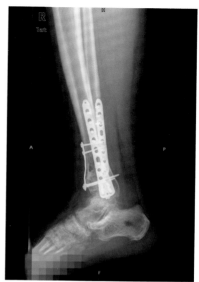

图 24-3　踝关节骨折术后
正位 X 线片

图 24-4　踝关节骨折术后
侧位 X 线片

（二）并发症

1．骨折不愈合

（1）原因：最常见者为内踝骨折，其原因有复位不良、断端分离以及骨折断端间软组织嵌入。

（2）处理：一般至少伤后半年以上在 X 线片仍可见到清晰的骨折线、骨折断端硬化、吸收等征象，方可诊断不愈合。明确诊断为骨折不愈合则应行切开复位内固定及植骨术。

2．骨折畸形愈合

（1）原因：踝关节骨折畸形愈合多由复位不良引起。

（2）处理：可通过腓骨截骨延长术和胫骨远端截骨术进行纠正。

3．踝关节创伤性关节炎

（1）原因：踝关节创伤性关节炎的发生与原始损伤的严重程度、距骨复位不良以及骨折对位不良等因素有关，踝关节软骨与距骨关节软骨的损伤也可继发创伤性关节炎。

（2）处理：对于年轻人应考虑实施踝关节融合术，如果骨关节病波及踝及距下关节者，建议行胫跟融合术。迄今为止，踝关节人工关节置换术未被广泛推广使用。

第二节　护　理

一、术前护理要点

1．同创伤骨科一般术前护理。

2．肿胀护理

（1）原因：骨折及损伤可引起组织液回流障碍，导致患肢肿胀。

（2）具体措施

①密切观察患者的肢体情况，认真听取患者主诉，评估肢体肿胀程度、疼痛、肤色、温度情况等，警惕骨筋膜室综合征的发生。

②指导患者进行足趾和膝关节的主动功能锻炼，促进肿胀消退。

③给予患肢局部冰敷，可使用化学冰袋或 Aircast 冰敷，每次 30min，2 次 / 日。

④在患肢后踝下方垫棉垫，抬高足部，从而减轻足跟部受压。

⑤遵医嘱使用消肿药物，并观察用药反应。常用药物为 β-七叶皂苷钠、甘露醇。

3．皮肤护理

（1）原因：骨折后软组织严重损伤，血液回流障碍，造成局部肿胀，加上液化坏死组织产生的液体在表皮、真皮之间薄弱处聚集，容易产生张力性水疱。

（2）具体措施：张力性水疱的护理：水疱发生初期，可给予松解外固定，解除束缚，抬高患肢，加强足的背伸及股四头肌的舒缩活动，肿胀减轻后水疱可自行吸收；水疱直径＞ 2cm时，应抬高患肢，严格无菌技术操作下，用无菌注射器在每个水疱最底部抽出液体，然后用无菌棉棒轻轻按压，让疱壁贴于皮肤，避免疱壁大面积的破坏，遵医嘱使用外用药物治疗，防止感染。皮肤严重坏死者应按时清创换药，外用抗生素湿敷患处可促进愈合。

4．术前功能锻炼

（1）原因：踝关节为负重和行走所需的重要关节，术前的功能锻炼能够有效促进患肢消肿、防止关节内粘连形成。

（2）具体措施

①下肢肌肉等长收缩练习，每天 3 ~ 4 次，每次 10 ~ 15min。

②足趾及膝关节主动屈伸练习，每日 2 次，每次 10 ~ 15min。

二、术后护理要点

1．同创伤骨科一般术后护理。

2．功能锻炼

（1）原因：踝关节为负重和行走所需的重要关节，术前的功能锻炼能够有效促进患肢消肿、防止关节内粘连形成。下肢肌肉力量的训练能够为下地行走做好准备。

（2）具体措施：进行踝泵运动和下肢肌肉力量训练，并进行足趾、膝关节的主动屈伸锻炼。

①术后 1 ~ 3 周：术后置踝关节于跖屈 < 10°，接近垂直位。术后 3 ~ 7 天进行足趾的主动屈伸活动，既能促进消肿，又能为以后的锻炼做准备。一般在术后 7 天，创伤炎症开始消退，局部疼痛缓解。这时可在足趾主动活动的基础上，做踝关节被动屈伸活动。同时鼓励患者做髋及膝关节的功能活动。

②术后 4 ~ 6 周：此期骨折已基本稳定，骨折处已有纤维组织粘连原始骨痂形成。踝关节从以被动活动为主，逐渐过渡到以主动活动为主、被动活动为辅。鼓励患者做踝关节主动屈伸活动，同时辅以外力来增加踝关节活动范围。每日 3 次，每次 10 ~ 15min。

③术后 6 ~ 12 周：此期骨折已处于临床愈合期，患者可在医生指导下扶双拐做患肢部分负重功能活动，并逐渐增加负重量。至术后 12 周，X 线显示骨折愈合，可遵医嘱离拐完全负重行走。

④正确使用拐杖：告知患者使用拐杖的方法、注意事项及拐杖的保养方法。

协助患者选择合适的拐杖并调节高度；指导患者正确的挂拐行走步态，注意在练习时保护患者安全；及早发现患者错误的站立和行走姿势，及时予以纠正。

下地前先进行上肢肌力锻炼，并逐渐依靠上肢肌肉力量在床上靠起直至能端坐。逐渐能直立站稳而无头晕、目眩、血压下降等因体位改变而出现的症状为止，才可逐步练习。当下肢肌肉收缩有力，踝关节背伸时，患者抬高足不发颤时，即可让患者开始离床扶双拐练习行走。

跟骨骨折 第二十五章

【关键词】 高能量损伤；感染；骨折；肿胀；护理
【Key Words】 high energy injury；infection；fracture；swelling；nursing

第一节　概　述

跟骨骨折是一种很常见的骨折，约占全身骨折的 2%，占跗骨骨折的 60%，而跟骨关节内骨折约占跟骨骨折的 75%。跟骨骨折经常作为多发骨折的一部分，常常合并脊柱及下肢近端的骨折。

一、解　剖

跟骨是最大的一块跗骨，作为足纵弓的后侧部分，固定而有弹性地支撑体重，为小腿肌肉提供一个很强的杠杆支点。跟骨远端支撑距骨传来的身体负荷。除跟骨结节外，跟骨的外侧壁骨皮质很薄，它的外表很像一个不规则的长方体，共有 6 个面和 4 个关节面。

二、临床表现

跟骨骨折后，足跟可极度肿胀，踝后沟变浅，后足部肿胀压痛。跟骨骨折侧位、轴位 X 线片如图 25-1 和图 25-2 所示。

三、治　疗

1. 关节外骨折　多数可以给予保守治疗，包括棉垫包扎、石膏固定、患肢制动及抬高。对于明显移位的跟骨结节骨折，应予手术切开复位螺丝钉内固定术。

2.关节内骨折　治疗较为复杂，预后亦不稳定。对于明显移位的关节内骨折，应予撬拔复位或切开复位内固定。陈旧跟骨骨折多伴有疼痛，对其治疗应查明原因，根据具体情况对症处理或手术治疗，严重的距下关节炎可以给予关节融合术。

跟骨骨折术后侧位、轴位 X 线片如图 25-3 和图 25-4 所示。

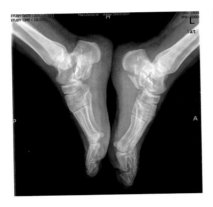

图 25-1　跟骨骨折
侧位 X 线片

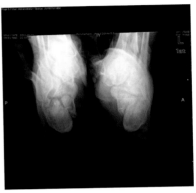

图 25-2　跟骨骨折
轴位 X 线片

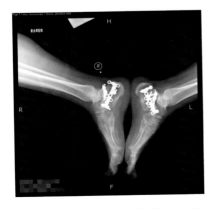

图 25-3　跟骨骨折术后侧位 X 线片

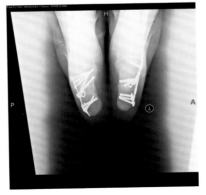

图 25-4　跟骨骨折术后轴位 X 线片

第二节 护　理

一、术前护理要点

1．患肢的观察与护理

（1）原因：患肢的血运、肿胀情况、感觉、活动情况能够反映出患肢的血液供应情况、神经的功能状态。

（2）具体措施

①观察患者患肢的肿胀程度、血液循环情况，注意观察足趾末梢皮肤的颜色、温度、足背动脉搏动情况，足趾的屈伸活动、感觉情况。

②协助患者患肢下垫气垫，以抬高患肢高于心脏 20 ～ 30cm，同时辅以棉垫，保证患者的舒适性。

2．疼痛管理　详见第一篇相关章节。

3．功能锻炼

（1）原因：功能锻炼能够促进患肢消肿，并促进骨折愈合。

（2）具体措施

①鼓励患者在床上进行适当的活动，向患者解释功能锻炼的目的、意义和方法，指导患者进行功能锻炼：上肢的主动运动；踝关节背伸和跖屈练习。

②功能锻炼须遵循循序渐进、由被动到主动、由易到难，身体能够承受为限。

二、术后护理要点

1．患肢、伤口的观察与护理

（1）原因：患肢的血运、肿胀情况、感觉、活动情况能够反映出患肢的血液供应情况、神经的功能状态。跟骨手术切口附近无肌肉保护，周围仅有皮肤及较薄的皮下组织和腱性结构，伸展性较差，外伤后肿胀影响皮肤血运，切开复位后常有一定张力，切口愈合难度大，感染机会较大。

（2）具体措施

①观察患者患肢的肿胀程度、血液循环情况，注意观察足

趾末梢皮肤的颜色、温度、足背动脉搏动情况，足趾的屈伸活动、感觉情况。

②协助患者患肢下垫气垫，以抬高患肢高于心脏20～30cm，同时辅以棉垫，保证患者的舒适性。

③注意观察伤口有无红、肿、热、痛等感染的征象，积极配合医生进行伤口换药，有效预防感染的发生。

2．引流管的观察与护理

（1）原因：保证引流的通畅。

（2）具体措施：随时注意观察引流管是否打折、受压，以免影响引流。妥善固定，避免移位、脱出。引流瓶位置不能高于患者插管口的平面。挪动患者时，应先夹住引流管，以防逆流感染。做好引流液颜色、性状及量的记录，并及时报告主管医生。

3．功能锻炼

（1）原因：功能锻炼能促进静脉回流，消除患肢肿胀并促进骨折愈合。

（2）具体措施：复位固定后，即可做膝关节及足趾屈曲活动。术后第1天坐于床边，术后第2天开始扶拐患肢免负重行走。待复查时根据骨折愈合情况开始患肢部分负重活动，练习行走，逐步过渡到完全负重行走。功能锻炼要循序渐进。通过积极正确的功能锻炼可以促进血液循环，防止关节僵硬、肌肉萎缩、骨质疏松，可以促进骨折愈合。

参考文献

1．田伟，王满宜．骨折．3 版．北京：人民卫生出版社，2013，199-934．

2．王满宜．创伤骨科教程．北京：人民卫生出版社，2012，100-105．

3．王满宜．重视关节内骨折的治疗．中华创伤骨科杂志，2005，7（3）：201-202．

4．高小雁．骨科临床思维与实践．北京：人民卫生出版社，2013，25-60．

5．高小雁．骨科护理用具指南．北京：人民卫生出版社，2013，60-89．

6．高小雁．骨科护理必备．北京：北京大学医学出版社，2012，1-19.

7．宋金兰，高小雁．实用骨科护理及技术．北京：科学出版社，2008，80-99．

8．吕式媛．创伤骨科护理学．北京：人民卫生出版社，1998，4（10）：1-10．

9．彭贵凌，姜耀．肘关节松解术后功能锻炼前患者自控镇痛给药时机的选择．护理管理杂志，2011，11（2）：138-140．

10．胥少汀，葛宝丰，徐印钦．实用骨科学．2 版．北京：人民军医出版社，1999 年，400-484．

11．彭贵凌，朱艳平，朱仕文．复合髋臼骨折患者经单一髂腹股沟入路围术期的护理．山东医药，2010，50（44）：16.

12．张春玲．肘关节可怕三联征患者的围术期护理．中国实用护理杂志，2011，27（5）：30-32.

13．吴新宝，王满宜，朱仕文，等．112 例髋臼骨折手术治疗结果分析．中华创伤杂志，2002，18（2）：80-82.

14．吴新宝，王满宜，曹奇勇，等．髋臼骨折的治疗建议．中华创伤骨科杂志，2010，12（11）：1057-1059.

15．高军胜，曲彦隆，武志超，等．全髋关节置换术后脱位的研究进展．中国矫形外科杂志，2007，15（16）：1233-1235.

16．郭巧英．冰袋冰敷在四肢骨折早期应用的疗效观察．护理与康复，2007，6（8）：551-553.

17．张小爽，巨宝兰，刘亭如．骨科急诊石膏固定患者护理需求及护理干预效果研究．护理研究，2012，9（3）：140-142.

18．周谨，胡三莲，周玲．冰敷在四肢闭合性骨折早期应用的研究进展．中国全科医学，2010，13（6B）:1937-1940.

19．孙玉姣，步翠英，张银．循证护理在老年难治性压疮护理中的临床实践．现代护理，2006，12（2）：173-175.

20．朱莉雅，许波，孟雷．护患沟通技巧的若干问题．护理研究，2011，18（1）：125-127.

21．李静．单臂外固定支具固定治疗长管状骨骨折的术后护理．安徽中医临床杂志，2003，15（1）：68-70.

22．陈秀英．肱骨干骨折患者围术期护理．中国中医急症，2009，18（12）：2098-2100.

23．周清洁，彭贵凌，姜耀，等．骨折后 Aircast 冷疗与冰袋两种冰敷对解除疼痛效果的比较．实用医学杂志，2011，27（8）：1454-1457.

24．芮炎，高小雁．髋臼骨折手术患者的护理 111 例．中国实用护理杂志，2006，22（10）：22-24.

25．王素珍，董婧，黄强．肱骨近端骨折术后早期肩关节功能锻炼的指导．中华护理杂志，2003，38（9）：688-690.

26．莫凌云，彭贵凌，姜耀，等．应用可活动的铰链式外固定架治疗肘关节僵硬患者的术后护理．中华现代护理杂志，2010，16（6）：668-670.

27．牛思萌，赵英．痴呆患者的疼痛评估及进展．中国康复医学杂志，2008，23（6）：576-578．

28．杨明丽．老年痴呆患者的疼痛评估．护理与康复，2007，6（6）:374-376．

29．詹艳华．疼痛患者疼痛评估及护理要点．护理研究，2009，16（22）：107-109．

30．时文珠，孙立．意识障碍患者的疼痛评估及处理．国际麻醉学与复苏杂志，2010，31（2）：163-165．

31．杜冰，吴晶．国内疼痛教育的现状与进展．上海护理，2012，12（1）：64-66．

32．赵继军，宋莉娟．国外疼痛专科护士的培养与使用．中华护理杂志．2007，42（10）:882-884．

33．田君叶，刘均娥，穆红．骨科住院患者健康教育需求的调查分析．中华护理杂志，2007，42（4）：377-380．

34．尉波．前臂骨折固定后腕关节早期锻炼的护理．中国误诊学杂志，2006，6（18）：3640-3642．

35．赵继军．护士在疼痛管理中的地位与作用．解放军医院管理杂志，2005，12（2）：188-190．

36．刘冬华，闫华，任晓凤．急性疼痛服务组织的构建与实践．护理学杂志，2012，27（12）：69-71．

37．杨柳．闭合性前臂双骨折的护理体会．湖南中医杂志．2007，23（5）:78-79．

38．高军茂，王鹏程，孙鹏，等．前臂骨折的治疗进展．现代中西医结合杂志，2011，20（3）：383-385．

39．杨学娟．膝关节松解术围术期护理与康复．华北煤炭医学院学报，2005，7（3）:297-300．

40．潘科，梁春平，陈欣杰，等．膝关节松解治疗膝关节伸直位畸形18例．现代中西医结合杂志，2012，21（22）：2474-2476．

41．张力丹，刘兴华，蒋协远．肘关节松解术：术前评估与术中挑战．第三届国际肩肘外科论坛，北京，2009．

42．魏波曼，王素珍，张春玲．健康教育在骨科护理中的应用．中华创伤骨科杂志，2007，9（1）：99-101．

43．张春燕，张春玲，刘迎春，等．股神经阻滞自控镇痛用于下肢远端骨折32例的护理．中国误诊学杂志，2011，11

（11）：2707-2709．

44．彭贵凌，姜耀，张伯松．舒适体位与皮牵引缓解髋部骨折患者疼痛的效果比较．中华现代护理杂志，2012，18（17）：2039-2041．

45．彭贵凌，王素珍，魏波曼．Orthofix 重建外固定架治疗骨缺损的护理．中国实用护理杂志，2007，23（2）：16-18．

46．姜耀，彭贵凌，黄雷，等．骨科外固定架针孔消毒和清洁护理的效果比较．中国实用护理杂志，2009，25（7）：38-41．

47．李娜，彭贵凌，张国柱．应用外置解剖型跟骨锁定钢板治疗跟骨骨折患者的护理体会．实用医学杂志，2013，29（3）：494-496．

48．肖爱华，彭贵凌，杨志农．83 例不稳定型骨折的围术期护理，山东医药，2010，50（44）：43．

49．林东宁．老年髋部骨折患者全髋关节置换术后康复护理．中华现代护理杂志，2009，15（28）：2889-2991．

50．谭凤珍，郑少梅，付朝华，等．微创小切口全髋关节置换术后不同时间开始康复训练的效果研究．护士进修杂志，2008，23（10）：918-920．

51．张锦兰．骨科术后下肢深静脉血栓的 31 例护理体会．中外健康文摘，2011，8（10）：61．

52．赵小魁，陈苗，杨敬．骨科术后下肢深静脉血栓的防治．临床和实验医学杂志，2012，11（7）：537．

53．刘兆杰．骨科术后下肢深静脉血栓的临床探讨．甘肃医药，2010，29（3）：288．

54．赵战平．骨科术后下肢深静脉血栓形成原因分析．中国实用医药，2010，5（13）:82．

55．刘建龙，贾伟，田轩，等．临时腔静脉滤器在下肢骨折患者中的应用．中华普通外科杂志，2009，24（5）：374-375．

56．贾伟，刘建龙，田轩，等．急性创伤性深静脉血栓滤器的选择研究．心肺血管病杂志，2011，30（6）：464-466．

57．顾玉东，王澍寰，侍德．手外科手术学．上海：上海医科大学出版社，1999：379-380．